MEDITACIÓN DIARIA

MEDITACIÓN DIARIA

UNA ALTERNATIVA CONTRA EL CÁNCER

ESTHER ESCALANTE

Editorial Misión publica libros simples y útiles para emprendedores, coaches, conferencistas y dueños de negocio, con la intención de impulsarlos a transformar vidas con su mensaje. Nuestros libros son fáciles de crear y rápidos de leer, diseñados para solucionar un problema en específico. Editorial Misión ofrece un proceso sencillo para permitir que los emprendedores y dueños de negocios se beneficien de la autoridad que proviene de tener un libro, sin la molestia y el compromiso del tiempo normalmente asociado con definir, estructurar, escribir, corregir, editar, diseñar, publicar y promover su obra.

¿Tiene usted la idea de escribir un libro que transforme vidas?

Visite www.editorialmision.com para más detalles.

En el tiempo más crítico de la enfermedad

seguí creando con mi pluma.

Comparto este escrito

que fue parte del dolor.

ÍNDICE

SOY

En el presente, siendo ya consciente de mi existencia, me describo como un aprendizaje constante. Soy, en este momento, una masa en movimiento que nunca llegará a ser, en su totalidad, exacta. Cada instante, cada segundo o minuto que vivo, estoy en constante cambio.

Desde el momento de mi nacimiento, se apretó un botón y el tiempo empezó a correr. En algún punto dejará de sonar el tic-tac; no sé cuándo, dónde o a qué hora, así que me limito a vivir cada instante, pensando que es el hoy.

¿Quién soy? La respuesta puede ser muy subjetiva. Me catalogaría de una forma muy cómoda de acuerdo con lo que más me gusta, pero conocerse realmente es abrir hasta lo más profundo del ser. Es mejor aceptarme como imperfecta y amarme sin ropajes físicos, mentales ni emocionales, para no crear falsas expectativas de un yo creado por la mente y el ego.

Soy el dolor que he experimentado a través de los días difíciles. La alegría que aprecio por los instantes efímeros de lo bello de la vida, la preocupación por los hijos ausentes y mis malas decisiones. Soy quien quiero ser por decisión propia, consciente de mí, de mis fallos, mi carácter, mis emociones mal gestionadas y la reprogramación de lo que elijo ser.

Movimiento, presencia, cambio; soy todo y nada a la vez. Estoy en un punto en el tiempo que, visto y medido desde el inicio, es algo efímero. Soy un suspiro en el lapso del universo. ¿Qué hacer? Vivir, porque también fui la elegida y privilegiada de hallarme en este punto exacto de la existencia.

La vida **es hoy, en este instante**. Mañana, tal vez solo exista el recuerdo de lo que no pudimos ser o de lo que logramos. Quiero dejar huella, quiero que mi alma aprenda y avance en el camino de la espiritualidad, crecer y ser mi mejor versión.

¿Difícil? Definitivamente. Si la vida fuera fácil, no existiría el aprendizaje. El libre albedrío resulta crucial para hacernos responsables de nuestros actos y consecuencias. El amor es nuestra arma perfecta y necesaria.

Soy los sueños, las esperanzas, las palabras que revolotean en la mente, esas que quieren salir corriendo, aunque otras veces se queden mudas, calladas por temor a equivocarse o a ser juzgadas. Soy el llanto que sale a borbotones, sin control y sin razón; la risa, la amargura, el odio que por instantes me sorprende inesperadamente y sin justificación.

Soy el vestido que está usando mi alma en este momento; le queda perfecto. Tal vez sea únicamente por un tiempo. Esa indumentaria que usa mi espíritu lleva consigo paz, confianza y el amor que descubro a cada instante. Soy consciente de que no durará para siempre, porque hay que cambiarse la vestimenta; lo que hoy me sirve, mañana no lo hará, y eso está bien.

EL HOGAR DONDE HABITO

El hogar donde habito, es difícil de describir; siempre me ha cobijado, protegido y, gracias a él, existo. Al principio, se hizo por un accidente: a nadie le hacía falta, nadie lo buscó. Tal vez, en un momento de locura y sin pensar en el resultado, decidieron construirlo. Tiene los cimientos medio chuecos, con argamasa caliza, donde la erosión no tardó en hacerse presente; la albarrada está hecha sin croquis ni armazón.

Ahí estaba, una forma incoherente y sin propósito. Al terminar de construir esta casa, nadie le encontró alguna belleza y quien la hizo decía que era frágil y difícilmente alguien la querría. Podría describirse, dentro de lo humano, como esquelética e insípida, porque, por donde la mirases, era… ¿cómo decirlo? No fea, pero sí uno de esos lugares que nadie ve y pasan desapercibidos. Quizás esas paredes amarillas eran las culpables.

Cuando la miré, supe que era lo que podía tener y, aunque suene dramático, era mi única opción. Al entrar en ese hogar, me di cuenta de que tenía su propia fuerza: la chimenea era un corazón de fuego, latiendo y con ganas de ser avivado. Posiblemente eso fue lo que lo hizo no sucumbir. Esa llama interna no dejó de tener la esperanza de que alguien llegara a atizarla.

Fue difícil. Hubo días en que parecía que ese corazón se derrumbaría, que sería mejor la llegada de un huracán para cortarlo de tajo, salir corriendo y no tener que salvarlo. Esos días de invierno donde el fuego se extingue y no hay un trozo de leña para alimentarlo, pero lo salvé con marañas y mucha fe. Poco a poco, ese latido se fue haciendo más fuerte.

Con el tiempo, hubo quien dijo que no era una casa fea, pero que tenía cimientos frágiles. Otros la describieron con una belleza arabesca. Para mí, no importaba lo que dijeran; **era mi hogar**. Poco a poco, la casa fue mejorando: la limpié, la pinté y me dediqué a su preparación mientras pensaba: "Algún día será bella por fuera, porque por dentro siempre lo ha sido". Mi casa es acogedora, dispuesta a cobijar y proteger a cualquiera que llegue a su espacio. Quien ha mirado su interior, la sigue visitando.

Mi hogar tiene un jardín muy peculiar que no se encuentra en ningún otro lugar. Sus habitantes llegaron ahí por decisión propia, nadie los plantó, simplemente aparecieron. No cualquier planta crece en su patio, solo las que lo deciden: un pino azul que se extendió como un gigante huraño y protector, cubriendo con su sombra parte de la casa; un cerezo alto y frondoso que se viste de blanco cada primavera, alegrando a todo el que pasa. A su lado, un ciprés de pantano que, aunque reine el invierno, sigue fiel a su follaje verde y abundante, demostrando que es leal y confiable. Junto a él, lo acompaña un sauce llorón que se mece y juguetea, cuya brisa es una caricia. A cada lado de la entrada principal, crecieron alcatraces blancos, tulipanes rojos y corazones sangrantes que dan la bienvenida.

Al transcurrir los años, hubo primaveras florecientes, pero también inviernos grises que se quedaron impregnados en las grietas, las cuales cada día son más visibles. Su techo se volvió gris y ya no es tan fuerte; los años ya lo alcanzaron. Hay moho en sus cimientos que la hacen flaquear, pero se aferra a seguir de pie, firme y fuerte, sosteniendo los muros mientras la llama de la chimenea siga latiendo.

LA TORMENTA

Jamás pensé vivir esta historia. Cuando planeé el futuro, lo único que vino a mi mente fueron cosas maravillosas, cosas para disfrutar solo al imaginarlas. Conforme pasaron los años, me di cuenta de que no es tan fácil vivir como en los sueños: las expectativas cambian, al igual que los gustos, quizás porque la realidad se mira desde otra perspectiva.

Recuerdo que, cuando era niña, vivía soñando en un mundo irreal, lo cual me ayudaba a no pensar en el presente, sobre todo cuando las circunstancias no eran tan favorables. Cuando crecí, la vida trajo situaciones que jamás creí vivir. Se instaló en mi camino una bifurcación donde cualquier opción era difícil, y opté por la única que me dio esperanza.

Creí que, al esforzarme y trabajar duro, al entregarme al cien por ciento a cada acción que realizaba, así como a hacer siempre lo correcto, la vida me llevaría por un camino lleno de satisfacciones, y sí, así fue por un tiempo. Pero todo lo que se estira demasiado tiende a ceder; yo forcé mi cuerpo y mi espíritu al máximo. Tenía una familia maravillosa, pero no era suficiente, quería realizarme profesionalmente.

Con tres hijas entré a estudiar para ser estilista, luego abrí mi propio negocio. No conforme con aquellas metas y dispuesta a aprender más, busqué y me otorgaron una beca en una escuela de prestigio para cursar la preparatoria.

Estudiaba, atendía mi negocio, a mi familia y a mi hogar. No había tiempo para descansar, algún día lo haría, cuando hubiera oportunidad. Cuando tuviera tiempo dormiría bien, cuando tuviera tiempo descansaría, cuando crecieran mis hijas dejaría de trabajar. Exigirme por mis ganas de lograr cosas y la necedad de tener la casa impecable aumentaron los niveles de cortisol al máximo.

Todo el estrés se fue acumulando. Mi cuerpo me avisaba que parara, pero no lo escuché. De pronto empezó a inflamarse mi vientre y me dolía la cabeza. Intenté comer sano, sin embargo, las enfermedades entran lentas al sistema, agazapándose sin avisar. Un día, al despertar y recorrer mi cuerpo con las manos, en medio de una extraña sensación, encontré algo que para nada me pertenecía. Una cosa deforme dentro de mí me estaba avisando que mi vida, como la conocía hasta ese momento, iba a cambiar.

Era una esfera que no saldría de mí de manera natural. Rápidamente acudí con el médico para corroborar lo que me temía: un tumor de catorce centímetros en los ovarios, silencioso y traicionero que jamás había dado señales de existir… o tal vez sí y no lo supe interpretar. Esa bola ajena a mí me gritaba que había algo raro en este cuerpo y no la escuché.

Los pronósticos no eran alentadores. Los análisis de antígenos mostraban un tumor. El médico me explicó que, si en los resultados aparecía un nivel de 1 a 35 U/ml, el tumor sería benigno; el nivel de cáncer maligno ocurre a partir de 35 U/ml hacia arriba. El tumor que estaba en mí, se hallaba en más de 1,000 U/ml. En ese momento, fue como si llegara un tornado de categoría cinco que me arrastraba sin piedad y me dejaba en un desierto, desnuda y sola. Por raro que parezca, inconscientemente lo esperaba. No es que lo deseara, pero mi madre había muerto de cáncer, mi hermano había fallecido de cáncer, una de mis hermanas ya había superado la misma enfermedad y a otra le acababan de diagnosticar cáncer de mama. Sabía que existía la posibilidad de que algún día llegara a mí.

Aquel día **todo se detuvo**: el trabajo por el que tanto luché, el ser productiva y autosuficiente. La casa impecable y las vacaciones planeadas ya no eran prioridad, mi vida lo era. ¿En qué momento llegué a esto? ¿Cómo es que no me di cuenta? Los pensamientos aleteaban en mi mente. Pensé en mis hijas y tuve miedo, miedo por mí, no por ellas, porque ya eran mayores e independientes. Tuve miedo de perderme sus vidas, sus logros, de que me olvidaran, de no hacerles falta; pensé en aconsejarles cómo podrían superar mi pérdida, así como yo superé la de mi madre. Lloré por los que se han ido y hemos olvidado, porque la vida sigue, porque cada uno tiene sus sueños, compromisos, prioridades. Lloré por no pensar en los que ya no están, por sentirme egoísta, porque la vida es así.

Recordé cómo mi vida iba siempre contra reloj: me levantaba normalmente a las seis de la mañana para enviar a la escuela a mis hijas; luego preparaba la comida y me iba a trabajar, atendía a mis clientas y, a las tres de la tarde regresaba a casa a comer con mi familia. Volvía a trabajar a las cinco, terminaba a las ocho; retornaba a limpiar la casa, a bañarme y a dormir. Al siguiente día la misma rutina. **Estaba tan ocupada que no escuché lo que decía mi cuerpo.**

Sufría mucha inflamación en el vientre, pero la justificaba por no ejercitarme y pensaba que estaba subiendo de peso. Hice el propósito de cuidarme. Adopté una dieta saludable y comencé a hacer ejercicio; no obstante, la inflamación aumentaba en vez de disminuir. Un día, al despertar, antes de levantarme, me toqué el estómago preocupada, preguntándome por qué me sentía así. La respuesta no se hizo esperar: sentí algo grande y duro. Me asusté mucho, creí que algo me pasaba en el estómago.

Le comenté a mi esposo que iría con el gastroenterólogo e hice la cita para ese mismo día. Cancelé todos mis pendientes y me fui. Llegué con el doctor, le expliqué la situación y dijo que me haría un ultrasonido para ver qué ocurría. No pasó mucho tiempo para que me dijera: "Aquí hay un melón, pero no en el estómago, está en los ovarios y urge que se lo quiten. Vaya y dígales que es peligroso". Salí del consultorio pensando qué hacer. Lo primero era comunicárselo a toda mi familia, porque solo mi esposo sabía. Fue muy difícil decirles a mis hijas.

Al día siguiente, muy temprano, fuimos al hospital de seguridad social. Ni siquiera sabía a dónde acudir, así que se me ocurrió ir a planificación familiar, donde no llega tanta gente y atienden muy bien. Ya en otras ocasiones había ido a hacerme estudios de Papanicolaou y mamografías, y siempre me daban la orden sin ningún problema.

Era el veintisiete de octubre. Llegué a las ocho de la mañana. Tal vez fui la primera. Encontré a una doctora muy joven y le expliqué a lo que iba. Me dijo que necesitaba evidencia para poder canalizarme con el especialista y ordenar hacer el ultrasonido. Me explicó que, si me daba la orden para hacer los estudios en el ISSSTE (Instituto de Seguridad y Servicios Sociales de los Trabajadores del Estado), los resultados tardarían en volver por lo menos una semana. Me sugirió acudir a un laboratorio particular.

Salí con la orden en mano para hacerme el ultrasonido, cuyos resultados me entregaron de inmediato. Regresé con la misma doctora, quien revisó las evidencias. Creo que incluso ella se sorprendió, porque me hizo muchas preguntas sobre mi familia y los antecedentes. Lo más difícil fue cuando me dijo que me fuera preparando, porque lo más seguro era que se trataba de un tumor maligno. Por sorpresa, ella misma me llevó a la dirección del hospital para agilizar mi caso. Después de presentar el ultrasonido, me dijeron que me fuera a casa y esperara. Solo que nadie me dijo que la espera iba a ser prolongada y cruel.

La mayoría hemos tenido alguna experiencia con las instituciones públicas de salud, si no por un padecimiento propio, sí por el de algún amigo o familiar. Yo no sabía qué esperar. En un primer momento creí que se tardarían muchísimo en atenderme; siempre las estadísticas son muy desfavorables y yo no tenía ningún conocido ahí como para acudir o agilizar la atención. Pensé que tendría que esperar mucho y tenía bastante miedo; sin embargo, el universo estaba confabulado a mi favor, pues estando ya en casa, exactamente a las dos de la tarde del mismo día, recibí una llamada de la dirección del ISSSTE. Me estaban asignando día y hora para cada estudio que necesitaba con el oncólogo quirúrgico.

Todo ocurrió en tiempo y forma. Llevé los resultados, los analizaron y los médicos dieron su diagnóstico: cáncer de ovario. Había que tomar decisiones. Lo más urgente era realizar la operación para quitar el tumor, mandarlo a patología y, dependiendo de los resultados, considerar la posibilidad de un tratamiento de quimioterapia. Sí, exactamente así me llegó el mensaje, de golpe, sin esperarlo. ¿Quién espera una noticia así? Nadie. Ninguna persona está preparada; creemos que estamos bien y que continuaremos así hasta llegar a viejos.

El médico quirúrgico siempre fue comprensivo. Cuando me atendió, me tomó la mano y me dijo que pensara en seis meses para recuperarme. Ese día, durante la primera cita, al escuchar que iba con el oncólogo, pensaba en que nunca me había imaginado estar en esa situación. Le dije al médico que me habían enviado con carácter de urgente. Él suspiró. Con voz calmada, dijo: "¿Vio a toda esa gente ahí afuera? Todos vienen igual que usted, con carácter de urgente. ¿A quién opero primero? Dígame".

Me sonrojé de la pena. Me sentí egoísta por solo pensar en mí, porque cuando a uno le ocurre una tragedia, quiere rápida solución. No se reflexiona en que hay muchas personas atravesando situaciones similares o peores. Pero, incluso así, me aseguró que tenía un día libre —después supe que ese día iba a descansar— y dijo: "Puedo hacerlo pasado mañana. ¿Quieres operarte ese día o después?". Me pregunté: "¿Esperar?, ¿para qué?". Y con toda seguridad le respondí: "Sí, opéreme lo más pronto posible".

La intervención fue difícil. Había que preparar los intestinos desde un día antes, asegurándose de que no hubiera nada de alimento y que todo estuviera limpio. La operación se realizó a las tres de la tarde, pero desde temprano me encontraba inquieta. Al estar recostada en la plancha fría, escuchando procedimientos inentendibles para mi cerebro, pensaba en una sola cosa, me aferré a ella mientras que mi cuerpo temblaba de miedo y nervios. Cerré los ojos y dije: "Dios, confío en ti". Me aplicaron la anestesia epidural y, antes de entrar en el quirófano, dejé de pensar. Entregué mi cuerpo sin limitaciones, con total confianza al médico y al Creador para que él lo guiara en el proceso.

Si sobre algo reflexionaba, era en que **Dios es el único que decide nuestro futuro y yo soy una mujer de fe**. Mientras los doctores hacían su trabajo, me refugié en el santuario de las oraciones que siempre me ha cobijado. Mi pensamiento fue entregar mi cuerpo. Le dije que Él, y solo Él, podía arreglarlo, que me perdonara por no haberlo cuidado bien, si eso era lo que debía hacer y no cumplí.

Al terminar la operación, me mostraron el tumor; me dijeron que era impresionante, que cómo no lo había sentido. Yo solo pensaba que eso no era parte de mi cuerpo. Lo que puedo decir es que **mi cuerpo me lo gritaba desde hacía tiempo, pero yo era sorda en ese momento**. Cualquier situación que se me hubiera presentado, la habría justificado o evadido, porque no era mi momento de despertar la consciencia.

Perdí mucha sangre durante la operación y era necesaria una transfusión. Mis pensamientos estaban revueltos; escuchaba que hablaban de ponerme sangre. Estaba en la sala de recuperación y observé que había un reloj; eran las siete de la tarde. Con balbuceos, le dije a la enfermera que avisara a mis hijas y a mi esposo que estaba viva: "Por favor, no quiero que se preocupen. Dígales que estoy bien". En ese momento, me inquietaba más por los que estaban afuera, porque conozco el sentimiento de no saber de tus seres queridos.

Mientras la sangre fluía por mis venas, sentía un líquido ajeno que me ayudaría. Era raro cómo iba adaptándose a mí, cumpliendo con su misión de restablecer mi organismo. Mi cuerpo estaba helado. Me colocaban mantas encima, me tomaban la presión, me preguntaban cómo me sentía. Tenía conectado el oxímetro y el tensiómetro, que la enfermera revisaba cada cierto tiempo. Ella estuvo siempre junto a mí, cuidándome. Yo no sabía por qué, pero ahora entiendo que al introducir a tu organismo algo que no le pertenece, puede provocar riesgos, porque el cuerpo lo puede rechazar.

Por fin, a las once cuarenta y cinco de la noche, "me subieron a piso", cuando la sangre ya había entrado completamente en mi organismo y la presión se encontraba estable. La anestesia se diluía, pero todavía faltaba el transcurrir de la eternidad de la madrugada, con sus horas cargadas de tortura. La recuperación de la cirugía fue difícil, sobre todo esa primera noche. El dolor era insoportable, no había parte que no doliera, aun con analgésicos.

Mi esposo estaba a mi lado; me pedía que tuviera fe, que le implorara a Dios que aminorara mi dolor, pero no lo hice. ¡Quién era yo para no sentir! Solo era una mujer, como muchas otras que pasaban por la misma situación. Lo único que pude pedirle fue que me otorgara paciencia y que el cáncer no fuera maligno. Transcurrieron las horas y también el dolor; poco a poco, me fui sintiendo mejor. Dos días después, salí del hospital.

Estando en casa, la recuperación no fue para nada fácil. Empecé a comer, pero nada me caía bien: ni las verduras, ni los caldos. Nada. Tuve un fuerte dolor de estómago y náuseas; después, vómito. Con una herida en el vientre, vomitar era muy peligroso. Preocupada, mi familia me llevó a urgencias. Estaba deshidratada y muy débil: había perdido ocho kilos en el proceso, desde el diagnóstico hasta la cirugía. Me atendieron, y la doctora me explicó que, debido a este tipo de cirugía, era necesario llevar **una dieta especial**. Me hidrataron, me dieron medicamento y luego me mandaron de urgencia a la nutrióloga, puesto que no podía dejar simplemente de comer.

En ese mundo de especialistas, donde yo era una novata, fui aprendiendo y conociendo la calidez del sistema de salud pública. La nutrióloga me atendió. De forma amable y profesional, me explicó que debía recuperarme porque, de lo contrario, no iba a soportar el tratamiento de quimioterapia. La atención que me brindó me ayudó a salir adelante. La evolución fue lenta y larga. Comencé primero como un bebé, consumiendo papillas. Poco a poco fui introduciendo alimentos sólidos a mi dieta. Día con día, aprendí a vivir de nuevo.

El cáncer les da a otras personas, eso pensamos normalmente. Lo miramos como un padecimiento lejano. Tememos adentrarnos en la posibilidad de sufrir esa enfermedad o, simplemente, no le prestamos atención. Pero, cuando llega y sabes que sí, que eres tú, sientes que el miedo se apodera de ti. Comprendes que no queda otra opción más que avanzar y buscar ayuda. Luego, al acudir a oncología, te enfrentas a la realidad: niños, jóvenes, adultos de mediana edad, ancianos... no hay distinción. La realidad es cruda y, al atestiguarla, comienza la empatía.

Llegó la fecha de entrega de los resultados de patología, los cuales mostraban que no había metástasis, pero sí líquido y células malignas esparcidas por todo el estómago, incluso adheridas a la columna vertebral y en todo el sistema linfático.

El camino seguía.

BAJO LA TEMPESTAD

Siempre he creído que las situaciones difíciles llegan con mucha rapidez y tardan en irse; lo que estaba pasando no era la excepción. Se vislumbraba una tormenta bastante violenta que me azotaba sin piedad, y todavía no había llegado al centro de la batalla.

La cita con el oncólogo que llevaría mi tratamiento era el 15 de diciembre. Ese día llegué temprano a mi cita. Todas las personas que lo esperaban se encontraban en tratamiento de quimioterapia; traté de no pensar en ello. Muy en mi interior, siempre existió una luz que me hizo no perder la esperanza. No pensaba en el sufrimiento que me esperaba: **"Un día a la vez, sin perder el piso"**, me repetía. Es muy fácil que la mente se descontrole, y normalmente es hacia las cosas más trágicas; entonces, es cuando hay que aferrarse a cualquier cosa para estar alertas.

Cuando llegó mi turno, frente a mí se hallaba un doctor en su computadora sumido en papeles, revisando resultados de estudios. En sus manos tenía mi tomografía. Sin mirarme a los ojos y con una expresión adusta, me explicó el procedimiento. En ese momento, sentada frente a él, me sentí en un juicio. Ahí se estaba debatiendo mi culpabilidad o mi inocencia.

El juez era quien decidiría al final si era culpable o me darían otra oportunidad. El doctor era mi abogado. Entre los papeles, seguía buscando evidencia importante, pruebas para poder salvarme. Me dio instrucciones y recetas. El diecisiete de diciembre empezaría el tratamiento. Quimioterapia. Posibles consecuencias: mareos, vómitos, pérdida de apetito, pérdida de peso, caída del cabello, resequedad de la piel, baja de defensas, entre otras.

El juicio iba a ser largo: seis quimioterapias, una cada tres semanas. Antes del tratamiento se realizaría una biometría, eso definiría cómo reaccionaba mi cuerpo ante los medicamentos.

Salí de ahí sin proyectos, solo con el sentir del ahora,

porque el veredicto del juez podía llegar en cualquier momento si las pruebas no eran favorables. No puedo explicar qué sentía o pensaba, porque la mente aleteaba sin sentido; los sentimientos, en mi pecho. Todo era contradictorio. Ratos de esperanza, ratos de desconsuelo. El sentir no se quedaba atrás con momentos de ansiedad insoportable. Noches de desvelo, de tanta aflicción que sufrí de bruxismo; pero lo que más me afectaba era la incertidumbre.

En momentos, el miedo se apoderaba de mí y no encontraba sosiego, aunque siempre intenté proyectar una imagen de fe, sobre todo ante mis hijas. No quería que vieran a una madre con pánico o sin esperanza. En esos casos, uno piensa en su familia y en ser fuerte ante ella, asiéndose de lo que se pueda. Yo me sostuve gracias a mi fe.

El esperado día llegó. Me presenté a las dos de la tarde sin ninguna idea de cómo sería una sesión de quimioterapia. Unas enfermeras muy atentas me indicaron que pasara y me sentara en un sillón reclinable. Había una hilera de ellos en toda la sala, alrededor de unos diez sillones negros, muy cómodos. Todavía nos estábamos cuidando de la pandemia por COVID-19, así que se dejaban espacios libres entre nosotras para no estar juntas. Digo "juntas" porque normalmente éramos mujeres; muy de vez en cuando llegaban señores.

En la sala de quimioterapia, se encontraba una televisión encendida transmitiendo una telenovela, cuyo nombre no recuerdo. La primera persona que se me acercó fue una enfermera muy amable llamada Maty. Ella me canalizó y me dijo que le hiciera saber cualquier cosa que sintiera. Cuando abrió el medicamento, visualicé la figura del Creador colocando sus manos sobre ese líquido, que para mí era tan mágico y, al mismo tiempo, tan temido por otros pacientes. Pensé que, estando Él conmigo, nada podía temer. Él era mi médico principal. Sentí cómo esa sustancia, fría y desconocida, entraba por mi vena y empecé a aceptarla; no le tendría miedo a ese medicamento que me iba a curar.

Conforme iba adentrándose en mi sistema cardiovascular, imaginé cómo ese líquido transparente recorría mi cuerpo, como si fuera un escáner que limpiaba cada célula, empezando por la coronilla, siguiendo por la frente, la glándula pineal y cada órgano, incluido el sistema linfático y todo el aparato circulatorio, hasta llegar a los pies. Confiada, me quedé dormida. Solo medio abría los ojos cuando venían a revisarme y a preguntarme si todo iba bien. Además, mencionaron que ese medicamento provocaba sueño y me aconsejaron que lo aprovechara, que no me resistiera. Así continué durmiendo las siete horas que duraba el tratamiento, con la fe puesta en los médicos y en el Creador. ¿Por qué no tenía miedo? No lo sé. No sé de dónde salieron esas fuerzas que hasta hoy me sorprenden… o bueno… creo que sí lo sé: fue mi fe.

Al salir de ahí, no me sentía bien, tampoco mal, pero mi cuerpo se percibía extraño, desconocido, ajeno. Entendía que era mi cuerpo, pero ya no era el mismo. Llegué a casa. Recuerdo que ese día me esperaban mis hijas, expectantes y nerviosas. Habían preparado un platillo delicioso: caldo de pescado con verduras, que me supo a gloria. Sentí su amor en cada bocado, el acompañamiento, la empatía, la solidaridad de mi familia.

Por la noche, mi cuerpo fue cambiando. Miré el reloj y marcaba las tres de la mañana. Mi garganta estaba completamente seca, ardía, y la lengua se me pegaba al paladar. Di pequeños sorbos de agua de arroz que mis hijas me habían preparado (sugerencia de la nutrióloga), lo que calmó el malestar. Por la mañana, pude desayunar, pero mi cuerpo estaba adolorido, lastimado. El frío empezó a traspasar mis huesos; las mantas no eran suficientes. Me levantaba, me recostaba, y el sentir era afligido. Las fuerzas empezaron a decaer. Desde ese momento, valoré no sentir dolor o cansancio, aprecié la agilidad; valoré el instante, el respiro de vida, la calidez del sol, el murmullo de la soledad nocturna, el barullo de la vida cotidiana a lo lejos, lejos de mi vida, de esa vida que fue en otro momento, en esa vida que se esfumó como un sueño incierto, poco creíble.

Me preguntaba si era verdad o solo soñaba haber tenido una vida. La situación era tan difícil que para mí era poco creíble, pero ahí estaba. Era cierto, éramos yo y mi cuerpo sumidos en ese mundo, lleno de nostalgia, dolor e incertidumbre. Transcurrieron los minutos, las horas, los días, y con ellos los acontecimientos de la cotidianidad, una vida que jamás volvería a ser la misma.

Llegó Navidad. Celebramos con gran alegría. Hubo regalos, risas y abrazos. Al principio, algunos familiares que llegaron a pasar ese día con nosotros no sabían cómo actuar. Sentí su inseguridad. Tal vez creían que iba a estar llorando o demasiado sensible. Pero decidí festejar estar en el presente y, por un momento, nos olvidamos del juicio que se estaba llevando entre mi médico-abogado y la enfermedad. Pensé que quizá sería la última Navidad de mi vida y quise que disfrutáramos estar juntos. Recordamos vivencias, reímos, cantamos. Dimos gracias porque ese día, en ese momento, los medicamentos estaban actuando y el cuerpo no dolía.

Para Año Nuevo, estábamos todos juntos una vez más, dando gracias y esperando que en los siguientes trescientos sesenta y cinco días se cumplieran los deseos, si la vida nos permitía estar presentes. Hubo muchas muestras de cariño: amigos que me hacían sentir acompañada, clientes que rezaban por mí. Llegaron regalos de la familia y los amigos. Esas muestras de amor en los momentos más difíciles me dieron fortaleza. Me sentía incapaz de pagar tanto cariño. Solo agradecí a Dios y a cada persona que pensó en mí y descubrí cuán bendecida soy. Cada mañana, aprendí a decir: "¡Gracias, gracias, gracias a la vida, al universo, a Dios!".

A los quince días, después de la primera quimioterapia,

mi cabello comenzó a desprenderse. Cada mañana, en cada ducha, observaba cómo se reducía mi melena. La persona que había sido se desvanecía lentamente ante el espejo. A medida que el cabello se desprendía, sentía que también se iba una parte de mi pasado. Un día, ante el espejo, expresé un sincero agradecimiento; no al espejo en sí, sino a mi cabello, que había sido un fiel compañero de mi ser.

No digo que no me dolió, porque la realidad es que sí, y mucho, sobre todo ver frente al espejo ese reflejo desconocido. Abracé a la mujer que era en ese momento. Con lágrimas y dolor, le prometí que iba a estar bien, cualquiera que fuera el destino. Iba a estar bien, incluso si mi vida llegara a su fin; aceptaba lo que me iba a tocar vivir, porque no somos eternos.

En uno de esos días, hablé con mis hijas. Siempre fue difícil hablar con ellas, dolía. Les dije que yo no estaba en una lucha, porque mi sentir jamás fue de guerra. Mi vida era estar y si el creador me permitía otra oportunidad, mi médico-abogado lograría juntar las pruebas y demostrar que podía vivir. Lo que ocurrió sirvió para aprender lo que necesitaba aprender. Mi objetivo era estar con mi familia, con ellas, pero si las pruebas no eran favorables, les pedí que por favor lo entendieran, que vivieran sin ataduras a prejuicios arcaicos, esos que yo misma les enseñé por ignorancia. Les dije que la vida era así: un comienzo y un fin. Hay que aceptarlo. Les pedí que lo que viviéramos juntas, ellas y yo, también sirviera para hacer lo correcto en adelante: ser empáticos con todo ser vivo.

RELÁMPAGOS Y TRUENOS

Mis hijas me recomendaron atenderme de manera psicológica porque estaba enfrentando muchas pérdidas: salud, trabajo, relaciones cotidianas, la vida como la conocía antes del diagnóstico, por mencionar algunas. Me sugirieron acudir con una tanatóloga, quien me dio la cita muy rápidamente por sugerencia de quien me recomendó. Estoy segura que la consulta llegó en el momento adecuado y con la persona indicada para mí y mi situación.

Al llegar a la cita, no sabía qué esperar. Aunque a ciegas, iba con disposición. Me sentí muy cómoda. Me atendió de una manera muy profesional y, al contarle lo que me estaba pasando y escucharme con atención, me recomendó el libro *El placebo eres tú*, escrito por el Dr. Joe Dispenza. Enfatizó en que no solo se trataba de curar mi cuerpo; ella me ayudaría, sobre todo, a **curar mi alma**.

Le conté de mi niñez, mis traumas, mis frustraciones. Una de las cosas que me dio confianza fue que me dijo: "Imagina que eres un árbol. Si nosotros nos pusiéramos a limpiar las hojas, podríamos pasar meses y no acabaríamos. No se solucionaría nada. Lo que haremos será ir a la raíz del árbol, a tu niñez, y la sanaremos. A medida que desentrañes el porqué de cada vivencia, que conozcas, descifres y canalices tus sentimientos, para luego hacerte cargo de tus decisiones, hasta entonces empezarás a sanar". Comprendí que el camino iba a ser largo.

Aquel día, comencé a leer el libro y a analizar cada palabra. El autor narra su historia de sanación con placebo. **El método: la meditación.** Me pareció interesante; ya había escuchado de sanar por medio de la meditación. Ahora creo que el destino se encarga de entretejer las vidas de personas que en algún punto del camino se hacen presentes con sus enseñanzas. En ese momento, con lo que estaba pasando, recordé una historia que me contaron hacía diez años.

Mi trabajo como estilista consistía en dar servicio a diversos tipos de clientes. En una ocasión, me llamaron de un hotel para atender a unas personas que venían de la Ciudad de México a una boda. Necesitaban a alguien que las maquillara y peinara para la fiesta. Acordamos una hora. Llegué puntualmente pues me gusta ser profesional y me encanta ver a las personas felices y transformadas.

Entre el grupo de mujeres a las que iba a atender estaba una señora ya sentada, lista para que comenzara con ella. Muy amablemente, comenzamos a platicar de cosas simples mientras realizaba mi trabajo. Al adentrarnos en la charla, nos dimos cuenta de que teníamos pensamientos similares. Llegó un punto en el que me dijo: "Los milagros existen, y yo soy uno de ellos". Le pregunté por qué.

Su historia se remontaba a diez años antes, ella estaba desahuciada y tenía cáncer terminal. Los médicos le habían recomendado marcharse a su casa porque ya no había nada qué hacer. Su enfermedad estaba muy avanzada y no había medicamento eficaz para contrarrestarla. Su esposo estaba muy triste, pero le daba ánimos. Un día ella lo escuchó hablar con su hermana, decía que para qué quería cosas si su esposa iba a morir, que se llevara los muebles, todo lo que quisiera. Él ya no necesitaría nada. Al escucharlo tan triste, ella decidió no morir. Ese día fue el parteaguas para cambiar su historia.

Me contó que empezó a hacer meditaciones. **Su pensamiento** entraba en su cuerpo, exactamente donde tenía el cáncer... y lo iba quitando. Cada día eliminaba un pedazo de lo malo y, conforme avanzaba el tiempo, se fue sintiendo mejor, a tal punto que su familia estaba desconcertada; feliz pero incrédula de lo que sucedía. Ella decidió acudir al médico para ver qué ocurría. El doctor no podía creer lo sucedido y le indicó una serie de estudios para estar seguro. Al recibir los resultados, se sorprendió de lo que veía: efectivamente, **el cáncer había desaparecido**.

La plática de ese día se me quedó grabada. Estaba acostumbrada a leer sobre milagros, pero solo en los libros religiosos o a verlos en las películas. Esta vez, era una historia real. Al encontrarme en una situación similar y haber llegado a mis manos un libro que habla sobre la sanación por medio de la meditación, lo vi como una señal. No tenía nada que perder. Era como estar en un callejón con muros altos y tener solo una salida, peligrosa, pero si me quedaba, moriría, y si avanzaba, tenía una posibilidad de salir adelante. Había una luz en el camino.

Empecé a hacerme consciente que yo iba a ser mi placebo

para sanar. Nada perdería al probar, a sabiendas de que el tratamiento era alternativo. Según las primeras páginas de *El placebo eres tú*, me iban a enseñar a meditar para poder curarme, **pero uno de los requisitos, quizás el más importante, era creer,** así como cree uno en Dios sin haberlo visto. Creer en un objetivo, saberse capaz de lograrlo, pensarlo con tanta vehemencia que no quepa duda del resultado, estar segura de vivir y de sentir un resultado que se verá en el futuro.

El Dr. Joe Dispenza habla de la epigenética, de enviar información a las neuronas y de crear nuevas ramificaciones cerebrales; de cómo funciona el cerebro humano y las etapas de la meditación, y que el efecto placebo es la función de cómo un pensamiento puede cambiar la fisiología. Menciona que al conjunto de tales habilidades se le puede llamar **"El poder de la mente sobre la materia"**. Comenta que los humanos somos seres de costumbres, que tenemos de 60,000 a 70,000 pensamientos diarios y que el noventa por ciento de ellos son exactamente los mismos que el día anterior. Estamos hechos de rutinas que repetimos diariamente, desde levantarnos del mismo lado de la cama hasta tomar el mismo camino y estresarnos por las mismas cosas. Parece que vivimos la mayor parte de nuestra vida en piloto automático, ya que ello crea una actividad cerebral similar, activa los mismos circuitos cerebrales y afecta la química del cuerpo. Si se desea crear una nueva realidad, una nueva vida, se debe empezar por analizar los pensamientos, reflexionar en ellos y hacer cambios sustanciales para que la realidad cambie.

Al conocerme, me di cuenta de que, efectivamente, vivía en piloto automático. Me levantaba a la misma hora, corría porque siempre se me hacía tarde por las mismas cosas y me estresaba todo el tiempo. Lo más traumatizante era tener la certeza de que no estaba bien, pero no hacía nada para cambiarlo porque, según yo, no tenía tiempo para mí. Justificaba hacer lo mismo de la misma manera, porque mi cerebro estaba acostumbrado y no iba a cambiar si yo no lo hacía conscientemente.

El especialista menciona que **los mejores momentos para meditar** son, según sus estudios, la hora antes de dormir y el momento de despertar, debido a que por la noche se atraviesa el espectro de las ondas cerebrales. Explica que se va del estado *beta* de vigilia al estado más lento del *alfa*, cuando se cierran los ojos. Después, te sumerges en *theta*, un estado de ondas cerebrales más lentas en el que alguien se encuentra medio despierto, medio dormido. Por último, se entra en el estado *delta* de sueño profundo. Al despertar por la mañana, vuelves al mismo ciclo, pero a la inversa: del estado *delta* al *theta*, de este al *alfa* y, finalmente, al *beta*, en el que se está totalmente consciente y despierto. Si se medita al despertar, será más fácil llegar al estado deseado.

Aprender a meditar a esas horas resultó más fácil. Según mi experiencia, por la mañana el cuerpo se halla más relajado y descansado; por la noche ya se cumplieron los deberes y el cerebro sabe que no hay nada más que hacer y se dispone.

Como jamás había meditado, mi preocupación era no poder hacerlo. Sin embargo, el libro habla de no desesperarse, pues es normal no obtener la habilidad a la primera, de empezar a hacerlo por pocos minutos al día, ser constante, no dejarse vencer y, sobre todo, de no tener miedo. Cada palabra leída era una esperanza que nacía en mí; con cada palabra, mi fe crecía y me repetía constantemente: "Si otros pudieron, yo también". Si otras personas lo habían logrado, era porque se podía. No era algo imposible. Tal vez pareciera raro o inusual, pero no imposible.

Durante la primera sesión, me preparé sentándome cómodamente. Cerré los ojos, pero... **¿cómo es no pensar en nada?** Mi mente siempre había sido juzgadora, preguntona, insistente y nada paciente. ¿Cómo callarla? Transcurrió un segundo. Sentía comezón en el brazo, en una pierna. Escuchaba ruidos desde la calle que antes jamás había notado. Los primeros intentos fueron un total fracaso. Poco a poco, y con constancia, pude tranquilizarme, respirando profundo, obligándome a creer en mí, porque ahora solo se trataba de mí. No había nadie más para preguntar; era mi decisión, mi propósito. Era algo que yo me debía.

Para comenzar a tranquilizarme, tenía que conocerme, entender de qué era capaz. Cerré los ojos e inicié a hacer respiraciones profundas; luego, mi mente se fue hacia mi interior. La intención era buscarme. ¿Quién era realmente yo? Lo primero que aparecía era la hija de don Juan Manuel y doña Pepa, la esposa, la madre de, pero esa no era realmente yo. ¿Dónde estaba mi esencia, mi espíritu?

Mi mente buscaba sin saber qué encontraría. Pasó mucho tiempo, o tal vez yo estaba desesperada. Hubo varios intentos y, un día, sin más, entré en mí. Resultó difícil encontrarme; llegué muy dentro, **al fin lo había logrado**. Había una figura con forma de semilla de color rosa. En esa figura, la sensación fue muy fuerte: había mucha soledad, abandono y dolor. No había fuerza, solo sabía que a esa semillita se le había olvidado su misión, su propósito.

Mi pensamiento se fusionó con mi ser y, por primera vez, me sentí. Era como si ya no anduviera perdida. Y lloré, lloré por no conocerme, por no sentirme, por no escucharme. Me pregunté: "¿Por qué te abandoné? Perdón por no cuidarte". En ese momento supe que el camino iba a ser difícil, porque, ¿cómo enseñarte a ti que importas?, ¿cómo decirte que sí eres merecedora de cosas buenas y que debes creer? El abandono estaba en la médula y había que sanarlo.

Al terminar la meditación, lloré todavía más y pedí perdón al Creador por no cuidar el cuerpo que me había prestado, y el alma, cuyo propósito había abandonado. No solo escuché; entendí que nacemos con un compromiso, cada quien trae su propio designio. Aquel día me prometí ser paciente y constante. A partir de entonces, **medité cada mañana y cada noche**. En el transcurso del día leía el libro y aprendía. Abrí mi mente; los horizontes de mi alma se expandieron.

Ahora todo era posible.

DESTROZOS
EN LA TORMENTA

Mi forma de vivir cambió totalmente. Todo mi entorno se dispuso para sanarme. Comuniqué a mis familiares que no dijeran que estaba enferma, porque al hacerlo era aceptar una condición y, desde el momento en que me operaron, ya no tenía el tumor; por lo tanto, estaba en un proceso de sanación. Me encontraba en el camino hacia la verdad, hacia la vida.

Las quimioterapias continuaron cada tres semanas. Mi cuerpo iba reaccionando favorablemente a los medicamentos tan fuertes, pero me causaban mucho desgaste físico. Estaba irreconocible. Me miraba al espejo: de la mujer que había sido, ya no quedaba nada. La Esther que se arreglaba para verse profesional, para dar una buena impresión a los demás, se había ido.

Los malestares aparecieron: una resequedad en la piel que era desesperante, sin crema capaz de mitigar la comezón y el salpullido. Me aparecieron lunares cafés en todo el cuerpo, los pies se oscurecieron, las uñas cambiaron de color, la lengua ardía y la garganta raspaba. Los sabores no eran lo que solían ser. Alimentos como la piña parecían el picante más extremo. Cada mañana tomaba probióticos para que, a la par del tratamiento, fueran regenerando mi flora intestinal, o al menos pudiera recibir alimento. La defecación, una necesidad natural, era un martirio: cada vez que iba al baño, me ardía y sangraba el ano. Era como si lo que iba saliendo fuera una escofina raspando el conducto.

A los pocos días de la primera quimioterapia, también se me cayeron las pestañas y luego las cejas. Las ojeras se profundizaban cada día más. La piel se tornó amarillenta y mi bajo peso preocupaba. Algo de lo que muy poco se habla es del olor del cáncer: un olor muy característico que se percibe solo después de que lo vives. Es muchas veces imperceptible, pero nauseabundo; doloroso al percibirlo en otras personas. Este olor normalmente se detecta cuando se trata de un cáncer muy avanzado. Es algo que te queda impregnado.

Al mirar el cuerpo de esta mujer en esas condiciones, lo abracé, lo acepté y le prometí que nunca más lo dejaría, que estaríamos en esto unidos: mi espíritu y ese organismo que me habían asignado para cuidar y no lo hice como debí. Sería la última vez que lo abandonaría.

Gracias a todos los especialistas que me atendieron y a mi dedicación para cuidarme, perdonarme y hacerme cargo de mí en todos los aspectos de salud y psicológicos, los días transcurrieron rápidamente, contrario a lo que había pensado. Incluso, algunas veces olvidé que estaba pasando por esa situación.

Recuerdo la ocasión en la que mi hija llegó y me dijo que necesitaba un abrazo y ver algo que me hiciera reír. Me puso una película tan chistosa que me dio un ataque de risa. A ella le pareció agradable, o raro, y me grabó con su celular. Al parar de reír con tal satisfacción, me dolía el estómago. Le pedí que me mostrara la grabación y entonces me di cuenta de que había olvidado, por un momento, por lo que estaba pasando. No obstante, al mirar a esa demacrada mujer, con su pañuelo en la cabeza para cubrir la falta de cabello, la desconocí. Sentí como si fuera otra persona y comprendí que jamás volvería a ser la misma, aunque saliera nuevo cabello, aunque el color de mi piel se restableciera, aunque subiera de peso, aunque ya no doliera. Lo vivido me había cambiado para siempre.

Cuando llevaba cuatro quimioterapias, el doctor me sugirió acudir con el oncólogo quirúrgico para que me hiciera una valoración y empezara a prepararme para la siguiente operación. Habría que quitar los ganglios que no se habían retirado en la primera. La recomendación del médico era no quedarme así, ya que lo más probable era que los ganglios tuvieran células malignas y era muy peligroso dejarlas. De no retirar, el cáncer regresaría en cualquier momento o haría metástasis muy fácilmente.

Hice la cita con un médico extraordinario. Ese día me sentía algo cansada. Llevaba un turbante en la cabeza y caminaba a paso lento. Noté cómo la gente se me quedaba mirando, con una expresión de lástima o consideración. Sentí la empatía de algunas personas; otras simplemente me ofrecieron una mueca que simulaba una sonrisa. Esperé mi turno. Al entrar y ver al doctor, de inmediato sentí confianza.

Me encontré a un ser humano que sabía cómo sanar. Sus

oídos, su atención y toda su expresión evidenciaban su deseo de ayudarme, así lo sentí. Le expliqué mi caso y quién me lo había recomendado. Me escuchó muy atento. Luego de eso, me indicó que para saber cómo estaba mi cuerpo, tenía que hacer una serie de estudios y análisis, entre ellos, una tomografía contrastada, niveles de medida del cáncer y una biometría.

El médico me explicó que en casos como el mío había diferentes niveles de cáncer: A, B o C. Si el cáncer estaba en las etapas A o B, se podía hacer mucho, pero si se encontraba en la C, no se podría realizar la operación, ya que en donde vivo, Zacatecas, no había equipo para ese tipo de intervenciones y tendría que enviarme al Hospital Siglo XXI de la Ciudad de México. Sin embargo, mencionó que, lamentablemente, la mayoría de los pacientes que enviaba eran rechazados. Otra opción era operarme en un hospital particular, pero había un problema: esas operaciones son muy costosas, y el lugar más cercano para realizarlas era en San Luis Potosí. Para llevar a cabo el procedimiento necesario, se requería equipo especializado y solo algunos hospitales en el país contaban con ese privilegio.

Salí de la cita un poco preocupada por lo que me había dicho el médico. Sabía que, si la operación se debía hacer, mi familia me apoyaría, aunque tuviéramos que vender nuestros bienes de ser necesario. Pedí a Dios que el cáncer no se encontrara en la etapa C para que la intervención la cubriera el seguro sin ningún problema. Pensé en que era una persona privilegiada: tenía un esposo que trabajaba y podía darme el lujo de dedicarse únicamente a sanar. Me percaté de que, si bien no era económicamente rica, sé que, si yo o cualquier miembro de mi familia lo requiriera, todos aportaríamos algo. La hermandad se notaría. Miré a mi alrededor, había personas a las que a simple vista se les notaba la dificultad para salir adelante. ¿Cómo ayudar? Hay tanta necesidad en el mundo que a veces la carencia no solo tiene que ver con la salud.

A mi gran amiga de toda la vida le detectaron cáncer de mama casi al mismo tiempo que a mí en los ovarios. Le aplicaron las quimioterapias, pero tenía anemia y su cuerpo no las soportaba. El médico decidió que se las aplicaría semanalmente en dosis pequeñas, para que poco a poco hicieran efecto sin dañar tanto su sistema y sanar el cuerpo. Sin embargo, ella no podía darse el lujo de dejar de trabajar; si lo hacía, su familia no podría salir adelante. Con todo y sus síntomas, el dolor de seno, las náuseas, el cansancio, se levantaba todas las mañanas a trabajar como ayudante de cocina en un restaurante.

Ella no contaba con un buen seguro médico que le cubriera todo el tratamiento; lo que tenía solo le cubría una parte. Tuvo que pedir ayuda a la presidencia municipal, además de a sus familiares. Con ambas aportaciones logró completar los fondos para su tratamiento. Pero cuando le hicieron los estudios para operarla, descubrieron que el tumor había crecido y era riesgoso intervenir de esa manera. Entonces, los médicos optaron por hacerle radioterapia y seguir los protocolos necesarios para dicho tratamiento. Al hacerle una radiografía, descubrieron que tenía un tumor en el pulmón. Los ánimos decayeron. Y ahora, ¿qué seguía? ¿Por qué, si estaba en un tratamiento tan fuerte, no funcionó? ¿Qué más quería la vida de ella? Todo se vino abajo; había que regresar a quimioterapia… otra vez. Entonces pensé en cómo se puede ayudar, qué medidas tenemos que tomar para hermanarnos y auxiliar a los que más lo necesitan.

Al mismo tiempo que yo vivía esta experiencia, mi muy

querida amiga Erica pasaba por el mismo padecimiento. Ella tuvo que dejar de trabajar porque su cuerpo ya no lo podía soportar. Las quimioterapias siguieron, ocho en total, eran demasiadas. Al terminarlas, el médico optó por enviarla con el oncólogo quirúrgico para realizar la mastectomía; todo salió bien. Ella estuvo muy feliz por unos días, pero el brazo del lado que había sido operado, comenzó a inflamarse. Los médicos le decían que era normal, parte de la operación, pero también le comunicaron que no habían podido quitar todo el cáncer porque era muy complicado.

Los especialistas nunca le dijeron que debía hacer ni le dieron indicaciones a seguir después de la intervención. Hasta que, buscando y exigiendo, la mandaron a fisioterapia. Los primeros días, esté tipo de atención le funcionó, pero el brazo derecho también se inflamó. Ya no era capaz de valerse por sí misma; habían transcurrido dos meses de la operación y cada día era más incierto.

Una mañana quiso levantarse, pero sus piernas no le respondieron. Intentaba ponerse de pie y se caía. Comenzó a hablar incoherencias. Optaron por llevarla al hospital de urgencia. Fui a visitarla y no me reconoció, lo cual fue muy difícil para mí. Le hicieron una tomografía y encontraron metástasis en el cerebro. Aun así, la estabilizaron. Su mente regresó, pero no su movilidad. Regresó a casa en una silla de ruedas. Solo daba pequeños pasos con ayuda, pero su mente estaba bien. Volvió a estar bien.

La familia de Erica decidió hacer hasta lo imposible por salvarla y la llevaron a terapia de radiaciones en la cabeza. Ella no sabía su diagnóstico, pues su familia no quería que sufriera más de lo que ya estaba sufriendo. Querían llenarla de amor. Supongo que ella les siguió el juego porque nadie, al ver esas condiciones, piensa que todo va a estar bien, o al menos eso creo.

Las radiaciones provocaron que el cabello se le cayera desde la raíz. Al hallarse en un estado de negación, no comprendía por qué le tardaba en crecer. Con todo eso, su ánimo no decaía; nunca se molestó por el diagnóstico. Lo que siempre pedía al Creador era fuerza. Disfrutaba de su comida favorita, rezaba con mucho fervor y le encantaba escuchar cánticos religiosos; uno de ellos era *El Alfarero* y otro, *El Pescador de Hombres*. Aun en esas condiciones, andaba al pendiente de que su familia estuviera bien. Ella era una mujer a la que le gustaba la costura. Ver a su esposo con una rotura en el pantalón era para ella una preocupación. Siempre quiso hacer todo por su familia. Cuando le daban las crisis de dolor, solo decía: "Dios, ayúdame a tener paciencia para soportar lo que venga".

Los médicos ya habían dado un diagnóstico: cáncer de los más agresivos, tanto que ni las quimioterapias podían frenar. El cáncer siempre rondó su cuerpo, jamás se detuvo. Pasaron dos meses después de la metástasis, hasta que llegó un día en que ya no pudo levantarse ni con ayuda. Su cuerpo ya no tenía fuerzas, la anemia estaba muy avanzada. La parte de su seno y brazo izquierdo se llenó de tumorcillos que supuraban y olían mal. Ya no podía comer porque el alimento le provocaba vómito. Los dolores cada día eran insoportables. Su cuerpo se estaba llenando de moretones. La piel estaba pegada a sus huesos.

Entre nosotras había mucha empatía. Nos conocimos y creció un cariño entre nosotras, pero mi amiga del alma se estaba apagando, como una vela que ya no tiene pabilo. Su luz se estaba extinguiendo y, al verla con tanto dolor, le pedí al Creador que tuviera piedad. La amaba con todo mi corazón, pero prefería no verla más a verla sufrir tanto. Un día de agosto, se fue a brillar a otro plano. Su tiempo se había terminado, había cumplido. Yo le dije adiós con el corazón destrozado.

El respeto a las decisiones es un tema difícil. Yo había trabajado en mi salud con la medicina clínica y también con la medicina alternativa, como la meditación y la sanación del alma por medio de terapia. Pero **hay personas que no creen en estas formas de sanar**, y no puedes hacer nada al respecto. Amas a esa persona, pero tienes que aceptar que ve la vida de forma diferente a ti y solo puedes acompañarla en su camino.

En su memoria y la de tantas mujeres que han sufrido como ella, cada mujer debería examinar sus senos cada mes, cuidar de su cuerpo y sanar su alma (el cáncer está vinculado con las enfermedades del alma). Es necesario que nos apoyemos, que seamos solidarias, hablar entre nosotras para saber qué hacer y entender que no estamos solas, que hay grupos de apoyo. El objetivo es que las estadísticas bajen y cada día sean menos las mujeres con cáncer.

Lamentablemente, cuando estamos sanos, no vemos más allá de nuestras narices. No nos acercamos a los lugares donde hay enfermos, donde hay sufrimiento. Vivimos día a día corriendo por nuestras necesidades. Se ve como lo más normal, lo más lógico, pero debemos ser más empáticos y conscientes. A diario ocurren situaciones desoladoras, no solo a personas como mi amiga Erica, quien tenía cáncer de mama, sino también a otras mujeres que tuvieron menos suerte y que no pudieron siquiera luchar, como mi querida Sofía. Por desgracia, cuando a ella le descubrieron el cáncer, ya había metástasis y en la operación sufrió un paro cardíaco. Ella se llenó de miedo al saber su diagnóstico, la presión se alteró y su corazón no pudo soportarlo.

Debemos tener en cuenta que los procedimientos contra el cáncer no son los mismos que fueron en 1980. La ciencia ha avanzado y, gracias a que existen científicos trabajando en investigar cómo mejorar la salud, se han creado algunos tratamientos y medicamentos más eficientes y amables con el cuerpo.

Recuerdo cuando mi mamá estaba en quimioterapia. No toleraba ningún tipo de alimento; todo lo que comía, lo devolvía. Sufría de mucho dolor y malestar. La palabra *cáncer* era muy temida, incluso resultaba vergonzosa para ella; no quería que la gente se enterara de lo que padecía. No solo tuvo que lidiar con los síntomas físicos tan terribles que sufría, también lo hizo con sus miedos y traumas en una pequeña sociedad que no sabía cómo tratar con enfermedades de ese tipo. Ahora estoy segura de que, si lo hubiera hablado, toda la comunidad la habría comprendido y ayudado.

A pesar de saber que mi familia haría lo necesario para que me intervinieran, seguía con la incertidumbre de enterarme del nivel de cáncer que tenía, con la esperanza de que mi seguro cubriera los gastos. En ocasiones, no basta con el dolor del proceso de sanación, también hay que pensar en solventar cuestiones financieras.

CONTRASTE TÉRMICO

Los doctores, las redes sociales y una gran cantidad de personas hablan de tener una vida saludable, incluso dan cátedras sobre cómo hacerlo. Yo creo fielmente que mantener una dieta adecuada y ejercitarse constantemente es la manera más eficaz de mantener un cuerpo sano. Dentro de mis posibilidades, lo hice. ¡Y vaya que lo hice! Puse un extra para lograr estar bien.

No creo en las dietas milagro; sigo mis protocolos. Así que, cuando apareció la enfermedad, **me preguntaba qué había hecho mal**. Según mis conocidos, no era posible que mi alimentación tuviera algo que ver, porque para algunos yo era una persona muy disciplinada. Entonces, ¿por qué apareció el cáncer? ¿Por qué lo padecen más las mujeres? ¿Qué ocurre o qué se está haciendo mal para que un número muy grande de mujeres tenga cáncer? En la unidad médica a la que asisto, una clínica del ISSSTE —un hospital público para los trabajadores del estado—, fácilmente se atiende aproximadamente a un noventa por ciento de mujeres comparado con un diez por ciento de hombres con cáncer.

Casi siempre, mientras espero mi turno en una cita médica, platico con muchas personas. Unas están comenzando su tratamiento, otras solo van a revisión preventiva, pero en su mayoría son mujeres que tienen o tuvieron cáncer de mama. ¿Por qué? No lo sé. Las teorías de las señoras mayores dicen que esto se da por no amamantar a los hijos o por usar anticonceptivos. Los médicos no dan una explicación del porqué; únicamente se basan en diagnósticos. Posiblemente, al ver tantos casos, no quieren involucrarse o se enfocan solamente en atender el problema y no en qué lo causa. Se tendría que hacer una investigación a fondo; tal vez ya la han realizado, pero yo no encontré los datos.

Nacen amistades del dolor y el acompañamiento. En la sala donde se aplican los tratamientos de quimioterapia, se despierta una gran sororidad entre las pacientes; comparten remedios y recetas de comidas o bebidas que benefician en el padecimiento. Las enfermeras que me atendieron fueron personas profesionales y entregadas; realizaron su trabajo con amor y paciencia. Vi cómo se sabían los nombres de sus pacientes y extrañaban a los que dejaban de ir. Se conmovían cuando uno de ellos ya no podía avanzar en el proceso, y entonces se vivía la sensibilidad humana. El amor se hacía recíproco por parte de sus pacientes.

Sucedió una anécdota en el tiempo de mis quimioterapias: la televisión se había descompuesto y el hospital no iba a reponerla, ya que se trataba de un lujo del cual un nosocomio de ese estatus no puede darse. Las pacientes, al ver el problema, nos unimos para cooperar y comprar una nueva televisión. Nadie puso un "pero". En el Día de la Enfermera, cada paciente les agradecimos infinitamente por sus atenciones. Todos nos sentimos en deuda con esas personitas tan valiosas pues, sin ellas, el proceso sería mucho más difícil.

Siempre estaré agradecida con las enfermeras que me cuidaron; de entre ellas surgieron amistades hermosas; por ejemplo, mis amigas Lily y Rosy, quienes me han acompañado en el hermoso camino de la espiritualidad y el aprendizaje.

Averiguar por qué aparece el cáncer es indagar entre muchas teorías, y cada persona encuentra los motivos que entiende según sus creencias. Hay quienes aseguran que es un mandato de Dios para ponernos a prueba. Creo, sin temor a equivocarme, que el Creador no se pondría a elegir a quién pone a sufrir o a quién castigar por alguna razón. Entiendo que Dios es amor en toda la extensión de la palabra, y no hablo de religión. Hablo de Dios, llámese Jesús, Jehová o cualquier nombre que represente el credo que cada uno profesa.

Dentro de las teorías científicas para el surgimiento del cáncer, existen diferentes factores. Uno de los más lógicos es suponer que está relacionado con las hormonas en las mujeres. Sin embargo, existe otro componente muy importante que se ha investigado: la parte psicológica del ser humano. En una de las visitas a la terapeuta que me atiende, me preguntó cómo había sido mi niñez, cómo fue el embarazo de mi madre, cómo era la relación de familia y, sobre todo, cómo era la relación de mis padres conmigo. Ahí fue donde encontré respuestas. Según la psicóloga, toda enfermedad viene de una emoción no curada, y yo traía bastante carga al respecto.

Fui una hija no deseada; incluso mi nacimiento les provocó problemas maritales muy serios, al grado de que mis padres dejaron de dirigirse la palabra. Jugaron al ping-pong con las culpas. Debido a ello, nací con mucha tristeza. Mi sentir de niña era la nostalgia. El llanto siempre estaba a flor de piel. Al primer desaire o regaño, las lágrimas me salían a borbotones. Vivir en una zona rural empeoraba las cosas: no había información ni tiempo para atender situaciones psicológicas o emocionales.

Hubo vivencias bonitas. No todo fue malo; sin embargo, la mente se enfoca más fácilmente en las situaciones menos favorables, como los días de invierno, en los cuales el frío traspasaba hasta los huesos. Caminar por la mañana rumbo a la escuela, cruzar el río sin puente, caminar sobre las piedras con los pies descalzos, entumidos, al grado de no sentirlos, todo ello era una odisea. Faltaba ropa abrigadora, no sé si por una mala situación económica o porque no se pensaba en que a los niños había que cubrirlos. Tal vez así era la usanza, porque no solo era yo, todos los niños así andábamos.

Mi madre era una señora muy limpia y siempre cuidaba nuestra apariencia. Recuerdo que la mayoría de los niños siempre andaban con mocos y mucho frío, era comprensible. Ahora lo veo de otra manera. En los hogares había demasiados hijos. En mi familia, fui la séptima de ocho. No me quiero imaginar lo que conllevaba educar y dar de comer a tantos.

Fui creciendo con la mirada triste. Los miedos se hicieron parte de mi vida. El día a día fue creando callosidad; las emociones se transportaron al subconsciente y quedó mi pequeña humanidad indefensa, creciendo sin alas, porque nadie me dijo que las tenía y que las podía usar.

Las emociones y la incertidumbre de la pubertad aparecieron. No había respuestas porque ni siquiera sabía que necesitaba formular preguntas, tan solo era así. El dolor por la ausencia de abrazos y de palabras alentadoras se quedó pegado en el corazón. Ahora sé que no hay culpables, que nadie enseña lo que no sabe. Para culpar a alguien, tendríamos que remontarnos a generaciones pasadas y, aun así, no podríamos encontrar la verdadera razón. Únicamente encontraríamos víctimas de las circunstancias.

Evoco mi primer año de primaria con un profesor que me acosaba (ahora comprendo que era acoso). En ese momento, solo le tenía un miedo terrible. No sabía qué me podía pasar, pero estaba segura de que no era bueno. Me decía que al terminar la clase me quedara a hacer el aseo yo sola. En mi inocencia, me armaba de valor para salir entre mis compañeros y evitar que me viera y me regresara. Otras veces me pedía llevarle unas botellas de refresco a su casa después de la escuela. Mi capacidad de razonamiento, de una niña de seis años, o, mejor dicho, el miedo que le tenía a todo, me hizo actuar de la manera más apropiada para salvarme. Ese año fue infructuoso; no aprendí nada, o tal vez sí aprendí que tenía que cuidarme porque no iba a llegar nadie a salvarme.

Con mucha suerte y bendición del universo, no volví a pasar situaciones de esa magnitud. La inocencia que se vivía en un medio rural creo que era muy diferente a la urbana. Lo digo con seguridad, o al menos en mi época fue así. Imperaban la simplicidad del pensamiento, el no cuestionar, aceptar lo que decían los mayores, crearse un juicio bastante simple y, sobre todo, la ignorancia que afloraba. Fue una época en la cual nuestros padres no tenían los medios ni el conocimiento para guiarnos y cuidarnos. Ni siquiera se contaba con una televisión que nos sirviera de consejera con eslóganes que salían en los comerciales o programas para niños, como: *"Cuéntaselo a quien más confianza le tengas"*.

Lo que se escuchaba era la radio y me gustaba. Transmitían algunas radionovelas; recuerdo una en específico, la de *Kalimán en el valle de los vampiros*. La primera vez que la escuché fue muy perturbador. ¿Cómo podían existir esos seres tan malignos? Entre hermanos, supongo que es normal asustar a los más pequeños. En mi caso, uno de ellos me obligó a escuchar el programa sin explicarme que se trataba de ficción. Desde ese momento mi mundo cambió, los miedos fueron aún más terroríficos. Como era tanta mi inocencia no pregunté a nadie si aquello era real.

En las noches me cuidaba el cuello por miedo a que me mordiera un vampiro. Podrá sonar a chiste, pero en esas circunstancias no lo parecía, porque la mente de un ser pequeño es diferente a la de los adultos y era distinta a los niños de ahora. Mi contexto no permitía que los menores aprendieran otra cosa fuera de su aula o de su familia. Lamentablemente, la comunicación era nula, ya que la madre se dedicaba a cuidar, dar de comer y hacerse cargo de muchos hijos y no había tiempo para sentarse a platicar. Muchas veces los hermanos mayores eran los que ayudaban a cuidar a los más pequeños, el padre tenía que trabajar duras jornadas para sostener a una familia tan numerosa. Sentarse a jugar o hablar de problemas de pequeños era impensable.

Cuando tenía trece años, el sufrimiento que me causaban esos seres malignos casi me volvía loca. Era increíble que a esa edad todavía creyese en algo que ahora me parece tan absurdo. Vivíamos en una comunidad llamada Estancia de Guadalupe, ubicada a 57 kilómetros al sur de la cabecera municipal de Sombrerete, Zacatecas, un pueblo al que en 2012 le dieron el nombramiento de "Pueblo Mágico" por su belleza.

Un día, mi madre no se encontraba en casa; había ido a visitar a mi abuelita que vivía en la ciudad de Durango. Creo que en ese tiempo yo tenía un apego ansioso, porque empecé a sentirme muy triste y muy sola. Al ir a acostarme, no podía dormir; incluso veía figuras que se acercaban a mi cama. Rezaba, pero nada calmaba mi ansiedad. Toda la noche me la pasé tapada con las cobijas para no ver lo que pasaba fuera de ellas.

Al levantarme por la mañana, mi padre me preguntó por qué estaba tan demacrada. Le conté que hacía tiempo no dormía porque me daban muchos nervios. Él, sin más, me dijo que en la noche iba a curarme. Fue una curación bastante extraña que me ayudó a salir adelante. Los remedios para eso (el espanto), eran "barridas" con huevo o con hierbas aromáticas y rezos. Funcionó, pues tal vez era parte de la sugestión. Ahora que lo pienso, quizá se trató de sentir la protección de mi papá.

Mi padre no era de expresar lo que sentía; era un hombre bastante rudo en su trato. Creo que su forma de demostrar cariño se consideraría bastante inusual. Me traía bolitas que producían ciertos árboles de la región a las que llamábamos "borreguitos". Tenían forma de canicas, algunas transparentes, otras de colores rosados, cafés o blancos y de textura aterciopelada. Él salía por la mañana a la sierra a traer leña para el fogón donde se preparaban las tortillas. A su regreso, yo lo esperaba trepada en la puerta de madera de la cerca del corral, con mucha angustia si se oscurecía y él no aparecía. Cuando llegaba, solo me decía: "Toma, me encontré esto".

La adolescencia fue apareciendo lentamente. Tenía una salud decadente, quizá por los antecedentes raquíticos desde la concepción. Conforme iba creciendo, mi piel se tornaba amarillenta, con un físico flacucho y nada agraciado. Se colaban en mi pecho emociones desaprobatorias y, muchas veces, deseé no existir. Mi vestimenta me parecía inapropiada porque nada me sentaba bien. Me miraba al espejo y no reconocía lo que veía. Me decía lo desagradable que me parecía y lloraba desconsolada, preguntándome: "¿Por qué estás tan fea?".

Se me hizo un hábito llorar a diario para mitigar el dolor y la soledad. Ni siquiera sabía por qué sentía aquello. Platicárselo a mi familia era impensable: carecía de la confianza para acercarme, tal vez porque no había una razón congruente para sentirme así. Nunca me faltó qué comer, mis padres fueron estrictos, como los de la mayoría. Así eran esos tiempos. Ellos se dedicaban a solventar las necesidades básicas y a criar buenos hijos. Nadie pensaba en **las enfermedades del corazón** ni por qué la mayoría de las mujeres cargaban con **ansiedad, nostalgia** y mucho **abuso social, cultural y familiar**. Entonces, al hablar de tales temas, probablemente la respuesta habría sido: "Así es la vida, vete acostumbrando". Recuerdo haber escuchado decir a mi madre alguna vez que las mujeres nacíamos para sufrir. Yo, al ser la séptima de ocho, había visto mucho sufrimiento en mis hermanas mayores y no resultaba muy alentador querer crecer.

Llegué a la secundaria y seguía siendo una jovencita flacucha e insípida, pero en mis adentros tenía el entusiasmo por aprender. Recuerdo que mi escuela era una casa que nos prestaron. El piso era de tierra y no había bancas, llevábamos nuestra silla de casa. Era una telesecundaria, pero ni siquiera la señal llegaba para la televisión, así que el profesor nos enseñaba guiándose con los libros que nos daban. Tuve una bonita experiencia durante esa etapa, aunque lo aprendido fue bastante endeble debido a las circunstancias.

SIN LUZ

Al terminar la escuela secundaria, ya no había nada más para mí. Fue entonces cuando empezó mi verdadera crisis emocional. Tenía quince años y aún recuerdo el sentimiento de una necesidad enorme por aprender. Quería comerme al mundo, pero no había posibilidades, ni la más mínima oportunidad de salir del pueblo para continuar con los estudios. Además, mi pobre madre tenía el pensamiento de que una muchacha, al estar fuera del cuidado de sus padres, seguramente terminaría embarazada antes del matrimonio, lo que en ese contexto cultural se denominaba "salir con su domingo siete".

En casa, mis días comenzaban a las siete de la mañana: levantarme y llevar el nixtamal al molino, regresar, prender la chimenea para hacer tortillas, lavar trastes, limpiar la casa, y aprender a cocinar porque "ya estaba grande y un día me iba a casar". Estas actividades no las hacía sola: éramos dos hermanas, un hermano, y mi hermana más pequeña. Nos dividíamos el trabajo entre las mujeres mayores. Mi hermano ayudaba a mi papá y la más pequeña crecía jugando.

¿Quién, en su sano juicio, piensa en casarse a los quince años? Esa era la mentalidad de las familias: criar hijas para el matrimonio, criar hijos para guiar y proveer a la familia. Incluso hay dichos que desde entonces me han parecido muy desagradables, como: "Si tienes hijas, tendrás tortilla segura" o "Tendrás quien te cuide cuando estés viejo". Ahora considero que los hijos se traen al mundo por amor y hay que dejarlos volar para que cumplan sus sueños.

Con los años, en el campo también se prospera. Gracias a Dios, para ese tiempo ya contábamos con una televisión, aunque estaba restringida. Si la iba a ver, tenía que estar planchando, bordando, o haciendo algo provechoso; porque estar sentada mirando la tele era, por sí mismo, una pérdida de tiempo. Pero, aun así, fue mi única forma de seguir aprendiendo.

Los programas de televisión fueron durante un tiempo mi

escuela. Para muchos, las telenovelas daban información errónea; para mí, fue al contrario. Yo aprendía la forma de hablar, la manera de vestir, cómo comer en la mesa, cómo usar los cubiertos, y qué tipo de vestido se debía usar para cada ocasión. Recuerdo un día haberme preguntado: ¿Cómo pude vivir sin tele por tantos años? Creo que la respuesta era la necesidad de seguir aprendiendo.

Mis padres nunca me trataron mal; sin embargo, nunca me dijeron que me querían. No los culpo, a ellos tampoco les dieron cariño. La percepción de la vida entre mis hermanos fue diferente. Yo nací con el espíritu lastimado por las circunstancias que mis padres estaban viviendo y que ni ellos comprendían. Cada persona es diferente y recibe la educación de forma particular; mientras para mí fue soledad, para otros de mis hermanos, tal vez, fue libertad.

Salir a pasear a la calle o con las amigas solo era posible una vez a la semana y después de ir a misa. Quizá fue una de las razones por las que empecé a sentirme más retraída. Mi salud se vio afectada: estaba muy delgada, no tenía fuerza, se me empezó a caer el cabello, no tenía hambre y las crisis de llanto empeoraron. Hubo días en que no podía levantarme por las mañanas, sentía una pesadez en el cuerpo y me preguntaba cómo pasaría ese día. Los quehaceres que me correspondían los hacía con mucho sacrificio. Por tanto, en algunas ocasiones llegaron los reclamos de por qué era tan floja… y me lo creí. Se metió en mi cabeza que no servía para nada y que era muy fea; hubo quien dijo: "¿Quién te va a querer si estás tan flaca y poco agraciada?".

Cierta ocasión tenía que amasar varios kilos de harina para hacer pan, pero mis fuerzas no me ayudaban. Estaba sola en casa y debía terminar antes de que llegara mi madre. La desesperación de no poder y la frustración de sentirme inútil me hicieron percibirme en ese momento como la persona más infeliz. ¡Cómo era posible que no sirviera ni para amasar! Pero a la misma vez, la bola de masa era tan pesada. Me solté llorando, me estiré los cabellos de la impotencia, me azoté en la pared reclamando a Dios por qué me había hecho tan inútil.

Cuando salía a la calle me iba por lugares donde hubiera menos gente para que no me miraran. Me sentía como una versión de *Betty la fea*. Esta actitud hacia las personas del pueblo fue una forma de mostrarme orgullosa y poco empática. Llegaron a decir que era una presumida por no comunicarme con la gente, sin saber que estaba sufriendo por dentro. No me sentía capaz siquiera de entablar una conversación. Me daba pánico hasta saludar por el miedo al qué dirán, a ser juzgada.

Lo peor de todo es que yo no tenía idea de nada: **toda la frustración existía solo en mi cabeza.** Ahora esos días vienen a mi mente como si hubieran estado nublados, como una película antigua. Las versiones de mis hermanos y primos sobre esa época son tan diferentes a la mía. Ellos recuerdan días felices y divertidos, con anécdotas chistosas, travesuras en casa o en la escuela. Soy consciente de que lo que pasé fue una especie de trauma muy profundo. ¿Por qué? No lo sé. Tal vez, como dicen, traemos una historia en el ADN y lo que llevaba cargando ni siquiera me pertenecía. Quizás provenía de mi abuela o bisabuela, o sabrá Dios desde cuándo, y en mí encarnó.

En junio empezaba la temporada de siembra. Yo siempre fui quien apoyaba en el campo. Mi hermana mayor se quedaba a ayudar a mamá; la más chica era muy pequeña y tenía problemas de salud, pues el sol le provocaba hemorragias nasales. Así que quienes ayudábamos a mi papá éramos mi hermano y yo. Los problemas de salud nunca fueron un impedimento para que yo cumpliera con las tareas tan extenuantes del campo. Jamás me quejé. Siempre pensé que era parte de mi obligación y tampoco renegué de ello, pero los días eran muy difíciles.

Llegábamos a las nueve de la mañana. En ese tiempo todavía sembrábamos con arados y mulas. Preparábamos el grano y el fertilizante. A mí me tocaba sembrar el maíz. Mi mamá nos preparaba comida para el mediodía. Mi papá era un hombre muy trabajador que nos hacía ejecutar las cosas a su ritmo, sin descansar hasta el momento de la comida. A esa hora, juntábamos leña del campo para calentar las gorditas o tortillas con guisos o queso que nos había hecho mi madre, una delicia.

Los días transcurrían tan lento que me parecía eterno el tiempo para la hora de comer y descansar un rato. Pero después, la tarde era mucho más larga; esas horas interminables de las cuatro a las seis de la tarde, con el sol penetrante y tesonero, son capaces de acabar con toda esperanza. Mi *lefiedad*, como decía mi madre, me hacía perderme en los pensamientos para no sentir el cansancio. El extravío mental me salvó.

Creaba en mi mente historias maravillosas. Cada grano contenía palabras que emanaban de mi imaginación incansable y soñadora, que me hizo vivir otras vidas. Muchas veces me perdí tanto que no me di cuenta de cómo iban cayendo los granos al surco, hasta que mi padre me llamaba la atención: "Están muy separados. Solo treinta centímetros entre grano y grano". Mi hermano, que es mayor que yo por dos años, iba detrás de mí esparciendo el fertilizante y, a diferencia de papá, jamás me reprendió.

El regreso a casa era a las seis o siete de la tarde. Llegábamos para bañarnos, cenar y dormir. La noche duraba diez minutos, eso me parecía. Durante los primeros días, me dolía todo; hasta respirar lastimaba por el cansancio. Conforme pasaban los días, el cuerpo se iba acostumbrando. La temporada de siembra duraba quince o veintidós días, más o menos, dependiendo de las tierras que tuviera cada campesino.

En cada cita con la psicóloga sufría; sacaba los temas más dolorosos. En las primeras sesiones, en vez de sentirme aliviada, me surgía la culpa. ¿Cómo era posible que sacara a relucir las cosas de mi familia? Si mis papás vivieran, les dolería mucho saber que estaba hablando de ellos, pues hicieron lo mejor que pudieron para sacarme adelante. Yo tenía la formación de que a los padres se les respeta, y ahora los estaba juzgando. ¿Qué clase de hija era? ¿Cómo me atrevía a poner en duda sus enseñanzas, si ellos hicieron lo mejor con sus posibilidades? Además, ya habían muerto y no podían dar su versión de la historia.

Mi razonamiento me hizo darme cuenta de que no los estaba juzgando. Agradezco todo lo que hicieron por mí, **pero ahora yo iba a hacerme responsable de mis emociones.** Ya no iba a seguir el patrón que ellos me enseñaron, porque a mí ya no me funcionaba. Agradecí mucho lo que mis padres me dieron. No fue su culpa que me sintiera como me sentí. Yo nunca hablé de mis necesidades. Ellos no podían hacer algo si yo no lo pedía, principalmente porque ni yo comprendía lo que me pasaba ni lo que necesitaba.

A partir de ese momento, y con una sesión especial que hizo la especialista para sanar a mi niña interior, poco a poco fui asimilando lo que había vivido, principalmente el nacer con una tristeza que, de forma inconsciente, me fue heredada. Ni mi madre me la dio porque quisiera ni yo la tomé porque la quería. Fueron las circunstancias de haber sido una niña muy sensible y, tal vez, de haber empatizado con el sentir de mi madre.

NUEVA ATMÓSFERA

Mientras las quimioterapias continuaban, estaban en proceso los análisis para la siguiente operación y mi tratamiento alternativo de meditación. El oncólogo quirúrgico me atendía y daba las indicaciones para hacer los estudios correspondientes. Necesitaba realizarme un análisis de niveles de cáncer, el CA 125, una biometría hemática y una tomografía contrastada. Hice la cita, me los realizaron, y los resultados me los entregarían hasta el día siguiente.

Como siempre, se me había vuelto **un hábito** hacer mis meditaciones por la mañana y por la noche; para este tiempo, ya me había acostumbrado a concentrarme. No era difícil llegar a un estado de relajación profundo. Recuerdo que, si por algún motivo no podía realizar las meditaciones, sentía la necesidad de hacerlas de cualquier manera. Aprendí a conocerme, a ser sincera conmigo misma, a reconocer los sentimientos, a examinar el ego cuando aparecía como gato agazapado, queriendo justificar alguno de mis actos. Comprendí que tenía que trabajar en la humildad y, sobre todo, aprender a amarme.

Era tan raro sentirme feliz solo por existir, incluso en las circunstancias vividas en ese momento. Salir al patio o a la calle y sentir el sol me llenaba de paz. Una noche en particular, justo la anterior a recibir los resultados de los análisis, fue muy placentera. Estaba dormida y tuve un sueño hermoso: estaba en un jardín caminando, disfrutando de las flores, luego llegó un hombre, cuyo rostro jamás observé, solo noté que caminaba junto a mí. Era como si fuera muy alto o tan omnipotente que no me permití mirarlo. Escuché una bella voz que me dijo: "No te preocupes, ya no tienes cáncer". En ese momento desperté, todavía con el sonido de sus palabras en la mente y un poco aturdida por el despertar tan repentino.

Toqué mi cuerpo, analicé cada parte de él y volvía a recordar las palabras, incluso con todo y el tono de esa voz maravillosa. Pensé que era verdad, que ya no tenía cáncer. No me dolía nada.

Me levanté con una inmensa alegría. Sentía como si hubiera renacido, como si ese día fuera el primero de mi vida. Pero no dije nada. ¿Quién me iba a creer? Había sido un mero sueño, pero yo creía; solo tenía que esperar. Llegada la hora, acudí por los resultados. Me sentía muy nerviosa. Mentiría si dijera que en algún momento pensé que no debía creer tan ciegamente en los sueños. Entendía que esa era la parte lógica de mi mente; la otra parte, la subjetiva, la que no tiene sentido pero que existe, me decía que era verdad.

Abrí el primer sobre; era el marcador tumoral CA 125. Aunque no comprendía completamente los términos médicos, sabía exactamente lo que tenía qué buscar. Recordemos que, en los análisis iniciales, mis niveles de células malignas superaban los 1,000 U/ml. Ya hemos aprendido juntos que cualquier resultado superior a 35 U/ml se considera de malas noticias; sin embargo, en esta ocasión, ¡solo registraba 9.11 U/ml! Me puse a llorar, repitiéndome a mí misma: "¡Lo sabía! ¡Yo lo sabía!" Luego abrí el sobre donde estaba la explicación de la tomografía contrastada. Las manos me temblaban. Ahí se mostraba el estado de cada órgano de mi cuerpo. Al final se indicaba: "No se encontró metástasis ni ninguna célula cancerígena". ¡Aleluya! Me solté llorando y le gritaba a Dios: "¡Gracias! ¡Gracias! Yo lo sabía, ya me lo habías dicho en el sueño, pero tenía que tener los resultados en la mano para que no me creyeran loca". Tres meses antes, me habían dado un diagnóstico desalentador y ahora celebraba. Un veintisiete de marzo, esos sobres me anunciaban que estaba sana.

Al momento le llamé al doctor. Me dijo que le enviara una imagen de los resultados por mensaje; así lo hice. Pasados unos minutos, me solicitó que fuera de inmediato al consultorio y llevara todos los estudios. Para entonces, todavía no me animaba a manejar porque estaba débil a causa de las quimioterapias, así que le pedí a mi hija que me llevara, pues el médico me estaba esperando.

Entramos y esperamos unos minutos hasta que llegó mi turno. Mi hija y yo pasamos al consultorio. El doctor revisó en silencio los resultados y, luego de unos instantes que me parecieron una eternidad, me explicó las imágenes de la tomografía. Finalmente, me dijo: "Efectivamente, no hay rastros de cáncer". Entiendo que las personas de ciencia difícilmente aceptan un milagro, porque para ellos es la medicina la que cura a los enfermos. Yo sabía que había sido la conjugación de todo: tratamientos médicos, terapias psicológicas, meditación y, por supuesto, fe. Nada ocurre sin la voluntad del Creador del universo.

El doctor me explicó que debía decidir si me sometía a una intervención quirúrgica o no, porque el cáncer es muy traicionero. Podía ser que decidiera no operarme, pero si el cáncer regresaba, me arrepentiría de no haberlo hecho. Si decidía someterme a la operación y no encontraban nada, el dolor de pasar por esa situación sería en vano. En ese momento, solo me importaba decirles a todos que estaba sana, que Dios me había concedido un milagro en pleno siglo XXI.

Mi hija brincaba de alegría y su rostro irradiaba felicidad. Llegué a casa, hablé con mis otras hijas y con mi esposo. Recuerdo que él repetía una y otra vez: "¡Gracias, Dios!". Llamé a mi hija mayor, quien en ese momento no estaba en casa por motivos de trabajo. Ella me dijo: "Yo lo sabía, nunca dudé de que todo saldría bien". En su voz se podía sentir la emoción más sincera y profunda que haya experimentado. No sé cómo expresarlo, pero lo sentía. La más pequeña de mis hijas mencionó que nunca dudó de que lo lograría, que estaba muy feliz y agradecida. Le pregunté por qué no lo dudó, y me contestó que, conociéndome como me conocía, sabía que lucharía, que yo no era una mujer que se quedase sentada lamentándose. Amé y agradecí la fe que me demostraron, pero ellos también me ayudaron; fueron mi motor, y se lo hice saber.

En la siguiente cita con el médico que llevaba el control de mi tratamiento, mi abogado en este juicio terrenal, le comenté sobre los estudios y que el oncólogo quirúrgico me había recomendado llevárselos para que los analizara y diera su diagnóstico. Vio los resultados y, con la seriedad que lo caracterizaba, me dijo: "Efectivamente, ya no tiene cáncer, pero la operación es necesaria y no está en discusión. Arregle todo para realizarla después de terminar con el tratamiento de quimioterapia, porque este no puede ser detenido. Debe terminar todas las sesiones programadas".

Esperaba que el doctor me diera de alta, que me asegurara que estaba completamente sana y que pudiera irme a casa a seguir con mi vida, olvidando lo sucedido como si fuera un mal sueño. Pero no, el tratamiento médico y la operación seguirían su curso. A pesar de eso, yo estaba feliz. Ya no me encontraba en el banquillo de los acusados; el juez había dictado su veredicto a mi favor, y eso era lo más importante.

GRANIZADA

Cuando cumplí dieciséis años, los síntomas de mi precaria salud ya eran muy visibles, pero mis padres no se habían percatado de ello. Posiblemente pensaban que yo era así: de aspecto pálido, retraída y poco amigable, y se acostumbraron. Algo que me ayudó mucho fueron las ganas que tenía de aprender. En ese tiempo, se había formado un grupo de jóvenes para hacer un coro en la iglesia. A mí me gustaba mucho cantar; sin embargo, por mis miedos e inseguridades, no lo hacía. Ese día pensé que sería bueno intentarlo. Le pedí permiso a mis padres y, como era para cantarle a Dios, aceptaron.

De algún modo, eso fue una gran ayuda para mí en todos los sentidos: anímicamente, porque tenía un pretexto para salir, socializar y aprender algo nuevo. Ensayábamos los viernes y sábados para cantar en las misas del domingo, así que ya salía tres días a la semana. ¿Me beneficiaba? Sí, pero mi salud era muy mala; la mitad del cabello ya se había caído, ni siquiera podía dejarlo suelto. La inseguridad y las crisis de llanto seguían. Hubo alguien en mi familia que sí se dio cuenta de que algo pasaba conmigo. Mi cuñada, la esposa de mi hermano, al ver que me desaparecía, iba a buscarme y me daba apoyo. Mi hermano mayor, quien vivía en Estados Unidos, vino en una ocasión a visitarnos. Al verme, le comentó a mi mamá que el color que yo tenía no era normal, que era necesario llevarme al médico para una valoración. Gracias a Dios, mi mamá escuchó y acudimos al doctor.

El médico vio a una jovencita flaca, descolorida y apática. Me revisó y, al observar mis ojos, sin necesidad de análisis de sangre, me dijo: "Tienes una anemia muy severa y la presión está muy baja". Mi mamá me acompañaba y a ella le explicó lo que tenía que comer y las medicinas que debía comprarme. Creo que en ese momento ella se dio cuenta de la gravedad de la situación.

Poco a poco, fui recuperando fuerzas con los medicamentos y la alimentación indicada. El cabello empezó a crecer de nuevo y ya podía realizar las labores de la casa sin tanto esfuerzo, por lo cual continué asistiendo a las citas médicas. Lo que nadie sabía era que seguía teniendo crisis de llanto, tristeza y dificultad para vivir día a día. En una de las consultas, el doctor me tomó la presión y todavía estaba muy baja, a pesar de tomar medicamentos para ello. Me comentó que ya no podía recetar las gotas porque podrían causarme daño, pero que necesitaba que yo tuviera **ganas de vivir**, que solo así la presión se regularizaría.

Ni siquiera sabía o comprendía que padecía de depresión. Ahora entiendo que pedirle a una persona con depresión que tenga ganas de vivir **es como pedirle a un asmático que no se ahogue en una crisis, aunque el aire le rodee**. Lamentablemente, en aquella época, la palabra *depresión* no era conocida por nadie. Si veían tristeza en alguien, esa persona era cuestionada. No había razón para estar triste cuando se tiene vida, ¿qué más se podría pedir? Mi familia estaba conmigo, en el sentido económico no nos faltaba nada. Vivíamos en un rancho, pero mis padres tenían tierras y ganado; en esa casa jamás hubo hambre. Incluso para mí era incomprensible por qué me sentía de esa manera si, básicamente, lo tenía todo.

DESTELLOS EN LA TINIEBLA

El camino aún se visualizaba largo; las siguientes quimioterapias continuaron haciendo estragos, pero las enfrenté con la mejor actitud. Recuerdo que programaron la operación para el 4 de junio de 2022, un mes después de haber terminado el tratamiento, lo que me daría tiempo para recuperarme. En todas las cirugías son necesarios estudios previos, así que tuve que realizarlos otra vez. Pero eso no era todo; el doctor me explicó que para llevar a cabo ese tipo de intervenciones se necesitaba un aparato que el ISSSTE no tiene y había que buscarlo.

En este mundo, preguntando se llega a Roma. El médico me indicó dónde y con quién buscar... y lo encontré. La operación iba a ser complicada y prolongada porque había que explorar minuciosamente y extirpar los ganglios en los que, según el doctor, era muy probable que hubiera células malignas, aun con los resultados que había obtenido. En ese momento, ya nada me sorprendía ni me estresaba. Ni siquiera estaba preocupada, porque si Dios, el ser supremo, el universo o como cada quien quiera llamar a esa fuente de vida o energía que nos guía, estaba a mi favor, todo estaría bien.

El día de la operación llegué, como siempre, muy puntual, pero con una actitud diferente, incluso las enfermeras se sorprendieron. Ahí estaba una paciente que también iba a ser sometida a cirugía, pero por una razón diferente. Me cuestionó sobre mi extraña actitud, ya que solo con ver mi apariencia se sabía que estaba pasando por un momento complicado (todavía usaba mi turbante porque no tenía cabello). Le contesté que sí había pasado por una situación muy difícil, pero que ya había sanado, tanto de cuerpo como de alma. La operación era meramente protocolaria, pues yo sabía que no iban a encontrar nada; pero, como mi médico-abogado estaba a cargo, yo tenía que ser una buena paciente, como él había sido un buen profesional.

Cuando me preparaban para llevar a cabo la operación, me indicaron que me aplicarían anestesia general y que sería intubada. Sentí una opresión en el pecho, ya que acabábamos de pasar la crisis tan difícil de la pandemia por COVID-19, durante la cual murieron miles de personas. Me invadió el miedo a lo desconocido y, como humana que soy, flaqueé por un momento. Luego, me reconforté a mí misma, recordando que lo más difícil ya había pasado y que estaba en buenas manos.

El médico quirúrgico se acercó a mí de inmediato y, con la sonrisa que lo caracterizaba, me preguntó cómo me sentía y si estaba nerviosa. Le respondí que me encontraba tranquila porque confiaba plenamente en él. En mis adentros, recordé una frase que leí en *El Quijote* de Cervantes: "No se cae la hoja del árbol sin la voluntad de Dios".

En la vida siempre vamos a enfrentar altibajos; así es y así será mientras estemos en este plano terrenal. Conforme crecemos, aprendemos o despertamos la consciencia, como es mi caso, entendemos que las circunstancias complicadas por las que pasamos no suceden porque merezcamos un castigo o por haber actuado mal. Creo, por ejemplo, que, si pasé por todo ese sufrimiento, fue precisamente para despertar. No culpo a nadie, ni siquiera a mí misma; lo que vivimos sirve para aprender.

Me encontraba en el hospital, recién operada, con una herida de dieciocho centímetros, dolor en el vientre, mucha flema por el tubo en mi garganta y, aun así, me sentía muy contenta. La conexión que tenía con el universo y con Dios era tan palpable a mi sentir, a mi conciencia, a todo lo que me rodeaba.

Mi sanación tanto física como psicológica se iban dando a la par. Hasta mi terapeuta se sorprendía de mis avances y siempre me reafirmaba que era disciplinada. En el trayecto hacia mi recuperación, no solo aprendía de Joe Dispenza, me apoyé de otros autores que me llamaban la atención con el fin de conocer los diferentes puntos de vista en cuanto a la sanación con tratamientos alternativos.

En el camino también me encontré con Suzanne Powell y sus conferencias sobre el cáncer, en las cuales cuestiona lo que se está haciendo, o, mejor dicho, lo que no se está haciendo, porque las estadísticas mundiales muestran un número muy alto de personas con este padecimiento: una de cada tres personas lo padece. ¿Quién no conoce a alguien con cáncer? La autora habla de nuestra forma de vivir, de nuestros hábitos alimenticios y de cómo la manera en que vibramos energéticamente influye en la aparición de enfermedades en nuestro organismo, dependiendo de si esta vibración es positiva o negativa.

Al escuchar a Powell, recordé que, en alguna ocasión, una de mis clientas me contó esta historia: existía un monasterio donde **sanaban el alma**. Muchas personas acudían con la esperanza de encontrar consuelo; incluso los mismos aspirantes a monjes tenían terapia antes de empezar con el postulantado. Al solicitar ayuda, el sacerdote encargado les pedía llevar un costal de papas, un pelador y, aparte, un costal vacío. Les explicaba que cada papa representaba un trauma, un dolor, una soledad, un abandono, un sentimiento de culpa, un coraje. Así, iban pelando cada uno de los tubérculos y los ponían en el costal vacío. El sacerdote indagaba profundamente y hurgaba en su memoria para que sacaran lo que habían guardado durante su vida. Una vez que terminaban y no quedaba nada en la memoria, amarraba el costal y lo colgaba en la espalda de los aspirantes, quienes no debían quitárselo para nada, ni siquiera para dormir. Lo hacían, pero transcurrían los días y las papas se echaban a perder. Empezaban a oler mal, aparecían gusanos, moscas a su alrededor. Cuando ya no soportaban más, pedían ayuda al sacerdote diciendo que era imposible seguir cargando esa horrible peste, y él les respondía: "Eso era lo que traían dentro".

Escuchar esa reflexión me ayudó a entender las diferentes situaciones adversas que vivimos en el pasado y llevamos cargando en el presente. Rumiamos los problemas, les damos vueltas constantemente haciendo sangrar la herida, pudriéndonos por dentro y, por ende, enfermándonos. **No aprendemos a soltar hasta que la vida nos manda un ultimátum**, entonces sabemos qué nos enfermó, por qué y, lo más importante, para qué.

Otro libro que encontré interesante fue *La medicina del alma* de Beisblany Maarlem Castillo, doctora en medicina con una trayectoria internacional tanto a nivel práctico como académico. Ella, aparte de ejercer la medicina científica, durante su carrera se encontró con situaciones que la llevaron a practicar el *toque zen*, que consiste en meditación, respiración y toques en determinados puntos energéticos del sistema nervioso central. Esta práctica sirve para que la energía pueda fluir correctamente. En su obra, habla de experiencias con diversas personas y los resultados satisfactorios obtenidos.

Tras terminar de leer *El placebo eres tú* de Joe Dispenza, me interesó continuar investigando sobre lo que este autor propone. Llegué a su libro *Sobrenatural*, que sigue la misma línea de sanación, pero de una forma mucho más profesional. No solo trata de la meditación, sino que también involucra al corazón, aprendiendo a despertarlo, abrirlo y activarlo para que la energía fluya. En talleres avanzados, pudieron demostrar con electroencefalogramas y análisis cuantitativos que con meditación y otras prácticas, era posible lograr transformaciones extraordinarias.

Después de los ejercicios, los participantes reaccionaban de manera más sincronizada y coherente. Según Joe Dispenza, **esta técnica tiene el poder de transformar al ser humano físico, psicológica y hasta metafísicamente.** El cambio se logra enfocando la atención en el punto que se requiere y, sobre todo, creyendo fielmente que es posible, porque cuando los cerebros funcionan bien, las personas también lo hacen. Cambiar mi forma de pensar no fue fácil, pero personalmente me ayudó a vivir en el aquí y el ahora, estando consciente y presente en cada instante de mi vida. Cuando mi mente divagaba en los porqués, trataba de conectarme conmigo mismo. Un ejercicio que me fue útil consistía en visualizar cinco cosas conscientemente y nombrarlas en voz alta. Vivía cada acción al máximo; si estaba comiendo, intentaba percibir el sabor; si lavaba platos, sentir cómo quedaban limpios; cuando caminaba por la calle, disfrutaba del sol, el aire, observaba a la gente, disfrutando cada momento, hasta que la mente se acostumbró a vivir conscientemente.

TIEMPO HURACANADO

En mis fantasías infantiles y adolescentes, siempre quise vivir en una ciudad; incluso creaba historias en mi cabeza donde tenía esa vida soñada: trabajaba, hablaba varios idiomas y tenía muchos zapatos. Mi mamá decía que era muy distraída y soñadora, que debía enfocarme en aprender las labores del rancho, como ordeñar vacas, porque, el día que me casara, ¿qué iba a hacer? Yo siempre le respondía: "Nunca me casaré con un ganadero; yo me voy a casar con alguien que no tenga vacas". Ella se reía y comentaba: "Entonces, ¿de qué van a vivir?". Ahora entiendo que insistía en el matrimonio porque era el mundo que conocía y eso fue lo que me enseñó. Así, mis días transcurrían entre los quehaceres del hogar, que eran muchos, y el coro de la iglesia.

Siempre pedí a Dios que, si iba a casarme algún día,

me mandara una buena persona. Justo cuando cumplí diecisiete años, me invitaron a un festival donde se imitaban a artistas. Para entonces, ya tenía el cabello largo y lacio, como Daniela Romo. Mi complexión era alta y delgada; aunque todavía no estaba del todo bien, ya había mejorado mucho. Acepté participar. A regañadientes, mi madrecita me dio permiso de asistir, sin saber que en ese evento conocería al hombre que se convertiría en el compañero de mi vida y quien contribuiría a que los sueños de aquella joven que fui se cumplieran.

Una persona puede cambiar el destino de otra. El noviazgo con aquel hombre fue un trayecto de enseñanzas. Hubo muchos libros que modificaron mi historia y, poco a poco, fueron desapareciendo las crisis de llanto, pero no la nostalgia que me asaltaba en momentos inesperados. Creí que ese sentimiento era parte de mí, de mi vida y mi carácter. Después de cinco años de relación, dimos el siguiente paso: con veintidós años, decidí compartir la vida con quien creí era la persona correcta.

Mi madre falleció de cáncer cuando yo tenía veinticinco años, y mi hermano había muerto dos años antes que ella. Fueron golpes muy duros. El dolor de perder a personas tan importantes deja un vacío en el alma. Mi primera hija tenía tres años cuando mi mamá se fue; mi pequeña me miraba llorar, y sus palabras me dieron fuerzas que no sé de dónde saqué. Se acercaba y me decía: "¡Aquí estoy! ¡Aquí estoy!". Era su forma de consolarme. Me daba cuenta de que ella se preocupaba por mí cuando me veía llorar, y esa pequeñita me ayudó a salir adelante. No digo que olvidé a mi madre, solo aprendí a vivir sin ella. Sin embargo, aquello ocasionó que los ataques de nostalgia me dieran más seguido. Estaba contenta por mi familia, pero en el fondo no sabía de dónde venía esa sensación de tristeza que yo misma cuestionaba muchas veces y la atribuía a las pérdidas.

Con el paso de los años, junto con mis tres hijas y el compañero de vida que elegí, quien sin lugar a dudas fue la persona correcta, decidimos emigrar a la ciudad. El día que llegamos a nuestra nueva casa, que mi esposo había comprado previamente, él me dijo: "Ahora sí, dime, ¿qué quieres estudiar?".

Desde ese momento, no dudé que iba a cumplir mis sueños, porque mi compañero de vida me alentó en todo momento a seguirlos. Ver que estaba ahí me dio mucha felicidad; ir a la escuela, sentarme en un salón de clases, mirar el inicio de una vida diferente a la que estaba destinada. Y ahora me viene a la mente una frase de Viktor Frankl: "Las decisiones, no las condiciones, determinan quiénes somos".

Siempre pensé que era buena para arreglar el cabello. Cuando tenía apenas dieciséis años, mi madre me pedía que le cortara el pelo; a mi hermana le gustaba que la peinara. Incluso cuando se casó, yo la peiné y maquillé, al igual que a su amiga y a otras personas, quienes, al ver mi trabajo, solicitaban mis servicios. Ahora sé que no utilizaba las técnicas correctas, pero, guiándome por la televisión o las revistas de moda, los resultados eran muy similares a los de las modelos.

Entonces, cuando mi esposo me preguntó qué quería estudiar, le contesté que algo relacionado con la belleza. A mis treinta y un años, no podía darme el lujo de dejar a mis hijas tanto tiempo solas, tampoco teníamos dinero para pagar a alguien que nos las cuidara, así que hicimos un arreglo: mi esposo trabajaba por las mañanas y yo iba a la escuela por las tardes, mientras él se quedaba con nuestras pequeñas, que en ese entonces tenían uno, tres y ocho años.

Estudiar y atender a mi familia no fue fácil. Mis días comenzaban a las seis de la mañana. Me levantaba para preparar el desayuno, mientras mi esposo se iba al trabajo y mi hija mayor a la escuela. Yo me quedaba limpiando, cocinando y cuidando a mis pequeñas. Cuando iba a tener un examen, llevaba mi libreta a todos lados: mientras sacudía, tendía las camas u ordenaba los juguetes. A la una, iba a recoger a mi hija. Sin auto, caminábamos alrededor de cinco cuadras, empujando la carriola con mis otras hijas. Regresábamos, les daba de comer, y en cuanto mi esposo salía de trabajar a las tres, yo me iba a la escuela hasta las ocho de la noche. Regresaba a casa para preparar todo para el día siguiente. Era agotador. Me gradué y comencé a trabajar medio tiempo. Dejar a mis niñas era difícil, pero eventualmente, con mi hija mediana en el kínder, pude pagar a alguien que las cuidara.

Sin darme cuenta, mi vida empezó a ser como la había soñado: tenía un buen esposo, una hermosa familia, vivía en la ciudad y trabajaba. Pero quería más. Decidí abrir mi propio negocio, solicité un préstamo, busqué un local en renta en una zona céntrica y me establecí. Esto me permitía tener a mis hijas conmigo, a diferencia de trabajar para alguien y dejarlas con una persona extraña.

Económicamente me iba bien, pero me sentía insatisfecha con mi nivel académico, habiendo estudiado solo hasta la telesecundaria. Así que decidí cursar la preparatoria, motivada por mi baja autoestima y la falta de creencia en mí misma. En ese momento, una institución de renombre ofrecía becas para personas trabajadoras que querían estudiar y no tenían tiempo. Solicité una y me otorgaron un buen porcentaje de subsidio.

Ahora, tenía una familia que atender, un negocio que dirigir y el propósito de terminar el bachillerato. Al inicio, no sabía cómo comenzar. Los cursos serían en línea, y me sentí frente a un muro inmenso. Sin embargo, visualicé el conflicto como una bola de estambre de la que debía encontrar el extremo para desenrollarla. Mis conocimientos eran muy básicos, carecía de las bases teóricas y prácticas necesarias, pero mi hija mayor, que estaba en la preparatoria, me ayudó. Sin pedírselo, comenzó a asesorarme para adquirir los fundamentos necesarios para avanzar. Cuando empecé a comprender lo que mi hija adolescente explicaba, supe que había encontrado el inicio del estambre.

El entusiasmo lo tuve al principio, pero pronto mi vida se convirtió en una carrera para cubrir todas las necesidades y mi cuerpo empezó a reclamar. Capaz de sacrificar el sueño por no fallar a nadie, nunca me consideré una "súper mujer"; sin embargo, sentía la responsabilidad de cumplir con mi "deber", estuviera cansada o no. Jamás reprobé una materia, pues perder la beca no era una opción.

En varias ocasiones estuve muy cerca de rendirme. En una ocasión, me sentía tan cansada que me dije a mí misma: "No puedo más". Durante todo el día atendía clientes en la estética, la casa requería ser limpiada, y, además, tenía mucha tarea pendiente. Justo en ese momento de colapso, mi hija mayor llegó y compartió conmigo su perspectiva sobre **cómo enfrentar los problemas**. Ella consideraba las dificultades como una montaña muy alta que, una vez cruzada, daría paso a una vereda hermosa y confortable. Capté el mensaje y, motivada por ello, comencé el ascenso de mi propia montaña para alcanzar esa deseada vereda. Frecuentemente, me autoconvencía diciéndome: "Sobrevive un día más", "Finaliza este semestre", "Concéntrate en la tarea de hoy". También me inspiraba en la resiliencia de los sobrevivientes de los Andes, recordando su determinación al buscar ayuda con la mentalidad de dar siempre "Un paso más". Había leído su historia unos meses antes y, en mis momentos más desafiantes, su coraje y perseverancia se convirtieron en un faro de motivación.

Mi generación inició con diecisiete alumnos, y poco a poco, todos mis compañeros se fueron quedando en el camino. Sin mirar atrás ni a los lados, porque no tenía tiempo de indagar sobre lo que hacían mis compañeros, fui avanzando hasta terminar. La certeza de que me iba a graduar yo sola fue muy emotivo, porque logré hacerlo con mucho esfuerzo. Cuando comencé, imaginé que al alcanzar mi objetivo iba a sentirme diferente, más realizada, pero no fue así, seguía siendo yo con un montón de miedos cargando en mi espalda, pero con una gran satisfacción de haber logrado lo que me propuse.

Mi comprensión se expandió. Sentía que muchos temas que no comprendía antes ahora eran entendibles. Si bien algunas materias fueron difíciles, como matemáticas, física y química, logré superarlas. Mi predilección era la historia del arte, la filosofía y la literatura; estas áreas eran un verdadero deleite para mi mente, reforzando mi amor por los libros y las historias. Desde ese instante, me consolidé como una fiel lectora.

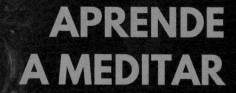

APRENDE
A MEDITAR

Ayudo a Encontrar
Paz y Bienestar

Beneficios

Reducir el Estrés
Aumentar la Autoconciencia
Mejorar la Concentración
Y Mucho Más...

Contáctame

+52 492-212-7735
estherescalanteg@hotmail.com

AGUA QUE FLUYE

Dicen que el camino hacia la tranquilidad suele ser largo. En el aspecto psicológico estaba luchando con apegos, con mi ego, con sentimientos que no terminaban de aterrizar. Un día parecía que todo iba bien y de repente la psicóloga me hacía preguntas que me incitaban a mirarme en un espejo sin filtros y sentía que me desequilibraba. Me di cuenta que muchas cosas que nos pasan son causadas por los pensamientos que no controlamos, o porque le damos poder al miedo y a las inseguridades que se filtran sin sentir, apareciendo en los momentos menos indicados. Si somos conscientes, esos miedos, esas inseguridades y esos pensamientos son los mejores maestros para cambiar nuestra forma de vivir.

Tras la segunda operación, creí que por fin regresaría a casa para tener una vida tranquila, o, al menos, tener una vida sin sobresaltos, sin preocupaciones, en la que las visitas al doctor no fueran una prioridad. Sin embargo, los deseos se tardan en cumplir, mi médico-abogado no me iba a dejar ir tan fácilmente.

En los resultados de los estudios, en la operación y en la tomografía no se encontraron células cancerígenas, pero según el doctor **las cosas no terminaban ahí**. Debía empezar un nuevo tratamiento preventivo el cual duraría un año. Me iban a aplicar los anticuerpos Bevacizumab de 100mg y Bevacizumab de 400 mg cuya función es detener la formación de vasos sanguíneos que llevan oxígeno y nutrientes a los tumores. Para ello tenía que acudir al mismo lugar donde me aplicaron las quimioterapias. Me suministrarían este medicamento vía intravenosa; no tendría ningún efecto secundario, pero sí tendría que acudir, sin falta, cada tres semanas.

No puedo negar que esta situación me causó preocupación; deseaba olvidarme de todo y no volver a pensar en el sufrimiento, doctores, citas o hospitales. El doctor me aseguró que no habría efectos adversos y que podría hacer una vida normal. A estas alturas, ya no tenía idea de lo que era normal. Además, no deseaba una vida normal como la de antes; entonces, no me conocía, no sabía mi objetivo de vida. Ahora sé que estoy en constante movimiento y que ningún día será igual a otro porque no estoy dispuesta a vivir en automático.

Mi vida había cambiado tanto que nada era como lo conocía o como lo había vivido durante cincuenta años. Por primera vez, salía a ver el sol y agradecerlo, a sentir el aire, a disfrutar de cada cosa que se me presentaba y, como dice Eckhart Tolle, "Aquí y ahora, nada de lo que sucedió en el pasado te puede impedir estar en el presente, y si el pasado no puede evitar que estés en el presente ahora, ¿qué poder tiene?".

La cotidianidad me presentaba situaciones diferentes. Vivir en el "aquí y ahora" me permitió conocer cada sentimiento, analizar de dónde venía y por qué; saber en qué momento el ego se presentaba agazapado para confundirme. ¿Fue difícil? Claro que sí, tengo que vivir consciente de mis actos. Si el pasado me sorprende, debo despertar y soltarlo, trabajar en mí cada día. Nunca dejamos de aprender.

En el nuevo camino también se presentaron nuevos retos

y dificultades. Me sentía una mujer renovada, con una enorme responsabilidad, como si por haber recuperado la salud tuviera que pagar con algo. Pensaba en cómo retribuir para liquidar mi deuda. En mis meditaciones buscaba el equilibrio, conectar con mi yo, porque es una constante, un camino que, mientras tenga vida, seguiré. **La meditación ha sido un parteaguas en mi vida**, me ha enseñado mucho, encuentro mi estado más íntimo y sincero, con una sensación de calma, de que todo va a estar bien, a confiar, a encontrar la paz y la mesura.

Durante uno de esos días de mi tratamiento de anticuerpos, en la sala de quimioterapia comentaron que me veía muy bien. Respondí que también me sentía magnífica. Compartí mi historia con la meditación y, al escuchar mi conversación, una enfermera se acercó para preguntarme dónde había aprendido a meditar. Le expliqué, de la manera más honesta y empática posible, cómo había sido mi aprendizaje, admitiendo que ni siquiera sabía si era el modo correcto, pero que me había ayudado mucho.

Siempre he creído que las potestades superiores, o el universo, reúnen a seres en la misma sintonía para que las cosas sucedan, y justo eso estaba experimentando.

Tras mi explicación sobre cómo sané, la enfermera me informó sobre un **diplomado de programación neurolingüística (PNL)** que podría interesarme. Apenas me estaba adentrando en ese mundo que me envolvió con sus maravillas. La propuesta me pareció atractiva, y me inscribí, siendo una de las decisiones más acertadas en cuanto a mi educación. Era justo lo que necesitaba en ese momento, ya que encontré más herramientas para mejorar mi meditación.

En el diplomado, comprendí que cambiar la forma de pensar, deshaciéndose de lo programado desde la infancia, es uno de los retos más difíciles. Reconozco que no todo lo aprendido fue negativo, pero la mayoría de los conocimientos adquiridos por personas de mi generación resultan obsoletos en la adultez. Precisamente, el objetivo de las clases era hacernos conscientes de lo que ya no nos sirve, para cambiar esos hábitos y pensamientos mediante técnicas de percepción y comunicación basadas en conexiones neuronales.

No solo aprendí a desprogramarme, sino también a confiar más en mí y a entenderme mejor durante la meditación. Uno de los profesores nos dijo: "Cualquier persona puede cambiar, lo importante es sostener ese cambio". Eso era justo lo que necesitaba saber: ¿cómo mantener el cambio en mi nueva vida?, ¿cómo ser fuerte frente a los comentarios sobre por qué había cambiado?, ¿por qué ya no era la misma?

Desde el momento en que las malas noticias llegan a tu vida, nunca vuelves a ser la misma persona, aunque continúes viviendo con las mismas personas, en el mismo barrio y en la misma ciudad. La vida se encarga de cambiar tu mundo. Sin embargo, es tu responsabilidad decidir cómo será ese cambio. Puedes convertirte en una víctima de las circunstancias o puedes aprender y ser una mejor versión de ti. Tú decides.

CÚMULO

Cada día era extenuante. El único día de descanso, el domingo, no era realmente para descansar, ya que era necesario hacer las compras, limpiar la casa y lavar la ropa. Enseñaba a mis niñas a limpiar, pero normalmente tenían mucha tarea; por lo tanto, el día de asueto semanal para mí era un día como todos, o tal vez más ajetreado. Cada miembro de la familia hacía su parte para que las cosas funcionaran en casa, aunque reconozco que mi formación influyó mucho en mis exigencias, porque tenía que continuar hasta que la casa estuviera totalmente limpia y como a mí me gustaba; de lo contrario, no podía tomarme un descanso o ir a dormir.

Una tarde, cuando mis hijas estaban un poco más grandes, las escuché hablando. Una de ellas decía que odiaba los domingos porque solo limpiábamos la casa y que ese día era horrible. Me sentí muy triste al saberlo, no porque me sintiera ofendida, sino por darme cuenta de que estaba actuando como la mayoría de las mamás: solo exigía para obtener los resultados que quería, a mi manera. Lloré mucho, pero me prometí que las cosas iban a cambiar.

Comencé a entenderlas y a preguntar qué les gustaría hacer, cómo querían que las tratara y qué no les gustaba de mí. Con eso, fui aprendiendo que ser padres no te exime de cometer errores. Aunque pensaba que actuaba de una manera más consciente, ahora yo era mamá y estaba del otro lado que yo juzgaba. Ya no eran unas niñitas a las que tenía que ordenar; ellas tenían voz y gustos diferentes. Ya no era solo una hija que tenía que lidiar con sus traumas; ahora era yo quien podía crearlos si no actuaba correctamente.

La mejor parte de mi camino siempre ha sido mi familia. Sin ellos, no habría tenido el valor para seguir por la vía que me tocó transitar. Mi esposo y yo trabajamos durante muchos años para que nuestras hijas tuvieran las oportunidades que yo no tuve. Vivo agradecida por darme la capacidad de aprender, crecer y despertarme para poder guiarlas y, ante los acontecimientos difíciles, darme cuenta de que lo que estaba viviendo era para avanzar, no para estancarme.

Me reconozco como una persona a la que le gusta aprender cosas. Después de haber finalizado los estudios de preparatoria, quedé exhausta, pero con un gran amor por temas increíblemente hermosos. Mi sueño de continuar estudiando estaba latente; quería estudiar historia del arte, pero en ese tiempo no había licenciaturas en línea y mi tiempo no estaba disponible para tomar clases presenciales. Tuve la inquietud de estudiar Filosofía y Letras, después pensé en Historia porque me gustaba mucho; ya estaba convencida de que esa era la línea que seguiría en ese momento. Sin embargo, tenía tres hijas en edades en las que me necesitaban mucho: una en preparatoria, otra que entraría a secundaria y la más pequeña en quinto de primaria.

Mi esposo estudiaba su doctorado y pensé que alguien cuerdo debía guiar este barco; de lo contrario, podríamos hundirnos por la parte más vulnerable: nuestras hijas. Reflexioné sobre los pros y contras y la única solución que encontré fue no estudiar la carrera; al fin y al cabo, tenía un trabajo que me gustaba mucho. Me enfoqué en educar y acompañar a mis pequeñas, ya podía hacer cosas por ellas, y así comenzó la travesía de aprender a través de mis hijas.

Empecé llevándolas a karate, después a clases de inglés, y luego les interesó la música: dos de ellas estudiaron guitarra y la más pequeña, batería. En el camino, descubrieron el canto y formaron un grupo a capela, ya que la más grande y la mediana son sopranos y la pequeña mezzosoprano. Por razones de crecimiento personal, cada una tomó sus decisiones al estudiar carreras diferentes. Gracias a su entusiasmo, han logrado encaminarse hacia sus metas, aunque sus caminos se van separando cada vez más, porque así tiene que ser. Cada persona tiene su propósito y debe cumplirlo.

Mi trabajo como estilista iba obteniendo muy buenos resultados. Trabajaba mucho, pero la aceptación de mis clientes iba en aumento. Había días en que no tenía tiempo para descansar, pero disfrutaba mi labor. Tenía la fuerza y el entusiasmo necesarios. Al sumar todas las obligaciones que tenía: la familia, el trabajo y la casa, decidí no ingresar a la universidad, pero me pasaba leyendo en mis tiempos libres. Hacía mis pininos escribiendo cosas que luego quemaba, creyendo que a nadie le interesarían mis palabras.

Había momentos en que me llegaban demasiadas ideas a la cabeza, pero me imaginaba en la escena de la película de *Harry Potter*, buscando la llave correcta entre muchas que tenían alas y eran difíciles de atrapar. Así eran mis ideas, volando sin saber cómo aterrizarlas. Me gustaría saber escribir bien o encontrar personas con intereses similares en libros. Y sí, las encontré. Me topé con un colectivo de mujeres, un taller de narrativa donde se leía a mujeres escritoras, se aprendía de ellas y se tallereaban los textos de las participantes. Ahí, mi aprendizaje fue muy enriquecedor.

Mi vida ha tenido diferentes matices, los cuales me gustan, sobre todo lo aprendido a lo largo de este camino. Comencé en una comunidad, luego encontré a las personas correctas y me llené de valor para adentrarme en este mundo del saber. No ha sido fácil, pero sí muy gratificante. En el colectivo encontré la sororidad que buscaba; ahí aprendí cómo plasmar mis palabras en papel. Personas maravillosas escucharon lo que tenía que decir y les gustó lo que transmitía. He participado en eventos de escritura, pero lo mejor ha sido cuando mis palabras conectan con el corazón de alguien, incluso hasta el punto de provocarles lágrimas por la empatía.

Mi amor por los libros ha crecido. No soy una erudita, pero adentrarme en mundos tan distantes me hace creer en la magia. He llorado al sentir las emociones descritas. He viajado a través de personajes ficticios a mundos solo imaginables. Al terminar un libro, me siento emocionalmente satisfecha, aunque queda el temor de no encontrar en la siguiente historia sentimientos tan reconfortantes. Sin embargo, descubro que, al empezar uno nuevo, los protagonistas me enamoran y la aventura continúa en cada ejemplar. Soy una soñadora y me siento agradecida por eso. Reconozco el camino que elegí y todo lo aprendido, porque gracias a eso estoy aquí.

GOTAS QUE CONVERGEN

Continúo con el tratamiento y mis citas médicas cada tres semanas, que debo seguir por un año, y ya han pasado cinco meses. Estoy acostumbrada y pienso que, mientras mi salud esté bien, no importa; seguiré adelante todo lo que haga falta.

El procedimiento de anticuerpos no ha sido tan benévolo como me lo habían dicho. Creo que **los químicos reaccionan de manera diferente en cada ser humano**. Mi cuerpo lo resiente y han aparecido algunos síntomas: mis músculos están débiles y se lesionan constantemente, por ello, tengo que acudir a terapia física. Cuando estoy dormida, se encogen, y luego, al levantarme, me duelen los tendones. Poco a poco voy haciendo estiramientos y, durante el día, mientras estoy activa, mi cuerpo está perfecto.

El movimiento es fundamental, no solo para quienes han tenido alguna afección en el cuerpo, sino para todos. Si cada día nos mantuviéramos activos, estaríamos mejor. "Lo que se estanca se pudre", diría mi madre; y lo que no tiene movimiento se oxida. Así, como los seres humanos somos acción celular tanto en pensamientos como en sentimientos, no podemos ni debemos ser sedentarios.

Conozco mi cuerpo y **le doy lo que necesita**: mucha hidratación, comida saludable, nada de azúcar ni refrescos, tampoco harinas de ningún tipo, nada relacionado con lácteos. El azúcar que mi cuerpo necesita lo consumo de las frutas. En verduras no me limito; todo está permitido. Las carnes rojas las consumo muy poco, solo pollo y pescado. En mis condiciones no se permite tomar vitaminas; por eso es importante la comida saludable. Si es orgánica, mucho mejor.

Mi historia continua día a día. Cada mañana me despierto con nuevos proyectos. Quisiera experimentar todo lo que veo, pero ahora con los pies bien plantados y no perdida en mis pensamientos. He tenido la suerte de conocer a nuevas personas con caminos similares.

Leí que, si quieres algo y no se realiza, si la vida te lleva hacia otro sitio, hay que aceptarlo; normalmente porque el camino es mejor para ti por ese lado. En abril de 2023, mi esposo y yo hicimos un viaje al pueblo mágico de Teúl de González Ortega. Fuimos por un fin de semana con un grupo de personas que aman viajar, cuyo lema es "El amor por los viajes sin fines de lucro". Son personas mayores y jubilados que aman la vida, la disfrutan y se cuidan mutuamente.

En ese viaje fue la primera vez que experimentamos la convivencia con personas que ya cumplieron su tiempo laboral. Me interesó porque la vida nos está llevando a un contexto desconocido. Al haber dejado mi trabajo, constantemente me asaltaban las preguntas: ¿Y ahora qué sigue? ¿Qué hay para nosotros después de haber cumplido con nuestras hijas?

Todavía no soy abuela; mis hijas son jóvenes, pero ya cumplimos con el compromiso de apoyarlas para que estudiaran una carrera. Ellas están iniciando sus carreras, buscando sus sueños. Para nosotros, la paternidad constituye apenas un capítulo en el vasto libro de la vida; es un periodo, no el epílogo. Estoy en una búsqueda incesante, un viaje interminable hacia el autoconocimiento. Ahora, más que nunca, me doy cuenta de que nos encontramos en un proceso constante de evolución y expansión. Nuestros sueños y aspiraciones no tienen fecha de caducidad. Quienes dicen: "Los mayores ya vivieron su vida", están equivocados. Vivimos hasta que respiramos por última vez, y es en ese preciso instante cuando la esperanza nos dice adiós. Recuerdo con cariño las palabras de mi madre, quien decía: "Dicen que el cielo es muy hermoso, sin embargo, yo no le pongo peros a la tierra". La belleza de la vida, en efecto, depende de la perspectiva con la que se mire.

Ese viaje fue un disfrute sin estrés, sin miedos ni preocupación por llegar tarde a los compromisos cotidianos. El tiempo era nuestro, estaba de nuestro lado. Conocimos yacimientos de nuestros ancestros, nos hablaron de su cultura o parte de ella y disfrutamos de la gastronomía, como gorditas al horno sobre hojas de roble y la bebida, el pajarete. Por las noches, las bohemias nos alegraron todavía más. Cantamos y, para mí, fueron momentos muy especiales, porque por primera vez en mi vida canté con música en vivo. No es que tenga la gran voz, pero me regocija el alma esa forma de expresión.

En una de esas bohemias, conocí a varias mujeres que, a mi parecer, para nada reflejaban la edad que tenían. Se veían mucho más jóvenes y muy activas. La buena conversación y el vino nos llevaron a hablar de a qué se dedicaban: son un grupo de mujeres que juegan cachibol, un juego que se inició en los años setenta-ochenta como un programa de acondicionamiento físico y entrenamiento para personas mayores, que con el tiempo se convirtió en un verdadero deporte.

Ese viaje fue el inicio de otro proyecto. Esas maravillosas mujeres me invitaron a participar con ellas. En ese momento, no tenía idea de qué era el cachibol; jamás había escuchado sobre ese deporte, pero me gusta experimentar. Fui a ver de qué se trataba y me gustó. En mi juventud, cuando estuve en la telesecundaria, en las clases de educación física nos daban básquetbol, y no creo haber sido tan mala.

Empecé con un "vamos a ver de qué se trata" y, desde ese día, tres veces por semana asisto al entrenamiento. Debo decir que "No son lo mismo tres mosqueteros que cuarenta años después", y menos con los problemas que he pasado. Me ha costado mucho trabajo, sobre todo dado que mi cuerpo no está tan fuerte como quisiera, pero precisamente este deporte es para eso, para las personas mayores que desean tener calidad de vida.

Practicar un deporte constituye una gran oportunidad para seguir activa y mantener los sueños vivos, porque compartes ideas, te mueves, aprendes. El entusiasmo de ganar es una adrenalina que te hace rejuvenecer. Debo confesar que, cuando escuché que era un deporte para personas mayores, no estaba segura de seguir. Pensé: "Tal vez yo no deba estar aquí". Me resultaba difícil jugar como ellas porque son muy buenas en lo que hacen, así que fue un reto que placenteramente me puse y me ha funcionado para mantenerme en movimiento.

DESPUÉS DE LA TORMENTA

Todas las enseñanzas llegan a su tiempo, ni antes ni después. Si la información que tengo en estos momentos hubiera estado a mi alcance en mis años de ceguedad, habría pasado desapercibida. Ahora no puedo albergar pensamientos negativos hacia las personas que estuvieron en mi entorno durante mi niñez y juventud, porque así tenía que ser para mi crecimiento. Puedo decir, con toda seguridad, que mis padres y hermanos han sido mis mejores maestros. Cada uno de ellos me dio amor según su manera de pensar o sentir. He aprendido que no es que no me quisieran, es que muchas veces nos comunicamos con expresiones diferentes. Los canales de percepción o lenguaje del amor son distintos.

Mi madre nunca fue una mujer cariñosa; era una persona muy fuerte y exigente. Siempre teníamos que comportarnos correctamente. Con la mirada fija y un gesto serio, muy característicos de ella, sabíamos que algo no habíamos hecho bien. Pese a ello, siempre nos cuidó, incluso en nuestras amistades; si consideraba que alguien no era beneficioso para nuestro crecimiento, nos lo hacía saber y evitaba que nos juntáramos con esa persona. Mi madre siempre estuvo pendiente de las tareas, revisaba los cuadernos para que no desperdiciáramos hojas, y se aseguraba de que fuéramos bien alimentados y limpios a la escuela. No olvido esas trenzas tan apretadas que me hacían parecer asiática. Me obligaba a llevar un pañuelo de tela porque decía que era de mala educación traer sucia la nariz.

Con la terapia han surgido detalles que habían quedado relegados en mi memoria, y los retomo con gran satisfacción. A mi madre le debo el amor y la conexión que tengo con Dios. Ella me enseñó a amarlo, aunque me presentó una imagen de un ser omnipotente y castigador, al cual yo le temía. Ahora sé que no es así, que Él es toda bondad y que no me castigará. Entiendo que yo, con mis actos y decisiones, enfrento las consecuencias adversas para mi persona, y que esto no tiene relación con castigos divinos.

Ella siempre estaba ocupada. Ahora que soy mamá, que he trabajado mucho en mí y aprendido de la educación respetuosa, comprendo que no fue fácil para ella. Vivía en un ambiente difícil, sin voz, atada a las creencias de vivir bajo el mando de mi padre, quien, educado en la misma usanza, creía que su palabra era ley. Entiendo que hicieron lo que pudieron. Mi padre, muy responsable, asumió su rol de proveedor. Un trabajo rural, pienso, no es suficiente para una familia tan numerosa, lo que también generó carencias económicas en algún momento.

Mi mamá era trabajadora e inteligente. Excelente costurera y cocinera, igual preparaba pan y gorditas de maíz que un hermoso vestido para la fiesta patronal. Me llamaba: "Ven mi sirloche". No me gustaba que me dijera así, pero yo no sabía lo que significaba y nunca me animé a preguntar. Hoy sé que se refiere a una hermosa flor que crece en troncos de encinos, gracias a la humedad.

Ella demostraba amor a través de esos detalles. Ahora entiendo que mi percepción de amor era distinta a la suya, y esperaba algo que nunca llegaría. Ella amó a su manera. He aprendido que mi camino debía ser así.

Ahora, agradezco al cielo por ella: "¡Gracias, gracias, gracias, mamá!"

Mi madre murió sin reconocer su verdadero valor. No supo que ser mujer no era sufrir, ni quedarse callada o aceptar todo lo que le fuera impuesto; que ser bella y admirarse no era pecado; que Dios es amor incondicional y no manda castigos; que no era culpable de nada; que merecía todo el amor del mundo. La comprendo, la amo y agradezco todo lo que hizo por mí y lo que me enseñó.

Gracias a que mi madre defendió su embarazo es que estoy aquí. A pesar de los enojos y la falta de comprensión, me cuidó para que naciera bien. Creo que en esa etapa hubo mucha empatía entre las dos; ella sufrió para que yo estuviera bien, y yo, sin saber, tomé su dolor como mío.

Mi papá era un hombre huraño. Él nunca recibió cariño y, por ende, tampoco sabía cómo darlo. Para él, demostrar amor era proveernos de comida, vestimenta y calzado. En su época, mostrar afecto se veía como una debilidad, y no solo era él, era toda la comunidad. Lo digo con conocimiento de causa.

Una vez, ya adulta y viviendo en Zacatecas, fui a visitarlo ya habían pasado años del fallecimiento de mi madre. Al despedirme, le expresé cuánto lo quería y, para mi sorpresa, ese hombre de carácter fuerte y explosivo rompió en llanto y me dijo que él también me quería mucho. Fue entonces cuando comprendí que no era falta de sentimiento, sino de expresión. Nuestros lenguajes eran distintos.

Estuve con mi padre hasta el final de sus días, aprendiendo de su silencio, su amor y empatía hacia su compañera de vida, a quien realmente no valoró hasta su fallecimiento. Solo entonces comprendió, demasiado tarde, que el tiempo es efímero. Vivió veintisiete años en sus recuerdos sin ella, aceptando que la vida es un suspiro. Hoy, también a él, le digo hasta el cielo: "¡Gracias por ser mi papá!".

Mi camino tenía que recorrerse así.

RECONSTRUCCIÓN

La vida me trazaba un camino que me parecía muy tentador. No solo me gustaba, sabía que si me adentraba en el mundo del conocimiento personal me iba a ir bien. Sentía el llamado. En el diplomado de programación neurolingüística (PNL) que realicé, me di cuenta de mi verdadero yo. Cada clase me permitía entender más, mejor dicho, me entendía a mí misma, porque **estaba estudiando para conocerme, aceptarme y saber que tenía sombras con las cuales era difícil lidiar, pero con las que podía negociar**. Aceptarlas no era malo, porque significaba admitir que soy humana e imperfecta. Buscaba ser mejor cada día con mis capacidades, limitaciones, miedos, sueños y también con mis ganas de sanar.

Las enseñanzas llegaron en diferentes formatos; cada experiencia era única. Los libros han sido la escuela más importante; cada autor me ha dejado su conocimiento en lo más profundo de mi ser. Uno de ellos, Jorge Bucay, quien, en *El camino a la espiritualidad*, habla de cómo es el crecimiento de cada ser humano. Algo que a todos nos caracteriza es que empezamos de cero, sintiéndonos una insignificancia ante el plano por recorrer. Y, lo más importante, nadie puede señalarte el camino, ni tú se lo puedes enseñar a otros. El crecimiento personal es realmente "personal". Se va caminando al ritmo de cada uno, como cada quien lo comprende y lo vive. Unos nunca terminan de despegar y se quedan rezagados, pero es su tiempo; otros van mucho más arriba que tú. Lo que hay que entender es que no es una carrera, ni hay una meta; solo avanzas y no puedes regresar, porque lo vivido y lo aprendido, se quedó en tu experiencia. Es un camino interminable que va de la mano con tu vida. Es un proceso personal.

El libro *El arte de desaprender* es otra joya del crecimiento humano. Su autor, Enric Corbera, habla de transformarse y de cambiar la forma de ver y entender la vida. Corbera plantea que "Nuestros corazones alimentan a nuestras mentes en esta unidad tan cacareada, pero tan poco aplicada". Es una oportunidad que todos tenemos para que las cosas sean diferentes. Para que las cosas sean disímiles, hay que entender que la vida es un conjunto de creencias en un determinado contexto, que, si se estimulan o se reprimen, tienen un efecto positivo o negativo. Tenemos libre albedrío; podemos pensar que ya somos así, que nuestros padres nos educaron de una forma y así tiene que ser, o podemos decidir que tenemos integrado un sistema transformable que se puede cambiar a nuestro beneficio, como una computadora a la cual se le instalan programas más actuales para que funcione mejor. Requerimos tomar conciencia de que las cosas son desechables o aceptables, según cómo se perciban.

Cada ser humano vive la realidad como quiere. Quizá surjan interrogantes: ¿por qué nos tocó a nosotros cierta circunstancia? ¿Qué fue lo que hice mal para estar en esa situación? ¿Qué debo cambiar? ¿Cómo empiezo? Hay teorías de que lo que somos no depende totalmente de nosotros. Explican que traemos en el inconsciente una memoria con información y que en nuestros genes y ADN vienen marcas de nuestros ancestros, traumas o vivencias, que nos heredó la genética.

Mark Wolynn, autor de *Este dolor no es mío*, invita a identificar y resolver los traumas familiares heredados. Menciona sus experiencias y las de otras personas para demostrar que algunos de los traumas o padecimientos que cargamos o aparecen a lo largo de nuestra vida son por familiares que los vivieron y dejaron inconclusos y, por alguna razón, se transportó esa información en el ADN. Después, en algún punto de nuestra vida aparecen, algunas veces a la misma edad de la persona fallecida, en otros casos desde siempre están presentes y creemos que son nuestros, pero se ha demostrado en algunos casos que no es así y con el trabajo adecuado se ha solucionado dicha afectación.

Es muy importante entender que somos seres individuales, únicos, pero nos antecede una historia. El árbol genealógico que, aunque no queramos, tuvo algo que ver con nuestra existencia. No solo se nos hereda la estatura, los rasgos faciales, el cabello, el color de ojos y piel, o incluso el carácter. Cuántas veces nuestra madre nos dijo "te pareces a tu abuela", "eres igualita a tu tía". Entonces, me pregunto si lo que plantea Mark Wolynn es verdad, **que también se nos heredan afecciones emocionales.**

En el caso de las enfermedades, en particular las de mi familia, existen genes comprobados científicamente de cáncer heredado. De acuerdo con mi árbol genealógico, mi abuelo materno murió de cáncer en el estómago, igual que mi mamá; uno de mis hermanos por cáncer de páncreas y dos de mis hermanas tuvieron cáncer de mama; a mi hermana más pequeña le hicieron un estudio para identificar el gen cancerígeno y le salió ochenta por ciento de células malignas en los ovarios, aunque no desarrollado, por lo que la opción fue quitarlos antes de que llegara el problema.

Creo que es necesario conocer estos temas para identificar las situaciones personales y tomar cartas en el asunto. No se trata de asustar, sino de hacernos responsables de nosotros mismos en todos los ámbitos. En estos casos, es importante buscar la atención de un genetista. Ellos son especialistas en realizar ese tipo de estudios para poder buscar soluciones a tiempo. Algo que también podemos hacer es revisar el árbol genealógico, hacer los ejercicios que sugiere Mark Wolynn y empatizar con el pasado.

REHACER LOS CIMIENTOS

Hacer meditación cambió mi vida. La técnica que utilizo está fundada por el Dr. Joe Dispenza, creada para sanar enfermedades mediante el aumento de la coherencia entre el cerebro y el corazón. Al principio, seguía rigurosamente los pasos de una buena meditación, pero con el tiempo descubrí la manera más cómoda para mi cuerpo de alcanzar un estado de paz. Ahora, la meditación es como una medicina diaria esencial para mi bienestar.

Cada mañana, logro sentirme en plena paz conmigo misma, aceptándome en cualquier situación que se presente. Con cada día que pasa, me conozco más, especialmente mis sentimientos. Si me siento frustrada por algo que no sale como deseo, es momento de hacer una pausa, alinear mis sentimientos y explorar qué me molestó, qué sentí, cuándo surgió ese sentimiento y si es válido. Es crucial reconocer si el ego está interfiriendo, ya que siempre busca tener la razón y protegernos. No es malo, pero hay que recordarle que debe mantenerse en equilibrio. El ego es bueno, pero en el lugar que le corresponde.

Comprender que las emociones fluctúan es parte de la vida y es completamente normal. Es vital vivir nuestras emociones, como la tristeza o el duelo, y permitirnos llorar para limpiar nuestros ojos, alma y corazón. Aprender a reconocer y gestionar nuestras emociones nos permite avanzar sin quedarnos atascados en pensamientos negativos o problemas. Es importante vivir en el presente, y si nuestra mente divaga, recordar que tenemos el control. Crecer emocionalmente no es sencillo; implica enfrentar y superar nuestras fragilidades para seguir adelante.

En mis memorias, recopilo historias de casi todas las personas que han marcado mi vida. Una de ellas, contada por una de mis clientas de la estética, relata la vez que un rey deseaba capturar la esencia de la tranquilidad en un lienzo. Anhelaba una representación visual de la más plena quietud y, para ello, convocó a todos los artistas de su reino. La libertad creativa era total, basada en la interpretación individual de la tranquilidad, y sería el rey quien eligiera la obra ganadora. Artistas de diversos rincones presentaron sus mejores esfuerzos, pero solo dos obras satisficieron el criterio real. Uno de los cuadros mostraba un lago de aguas cristalinas, con patos reposando, árboles inmóviles bajo un sol radiante y nubes que evocaban serenidad; una imagen que, para muchos, encarnaba la paz perfectamente. Sin embargo, la otra obra presentaba un mar tempestuoso, con olas tumultuosas y nubes preludiando tormenta, pero en un rincón, protegido por una roca, un pequeño árbol albergaba un nido donde un pájaro cantaba alegremente. El rey, observador de cada detalle, declaró este último cuadro como el verdadero representante de la paz. La elección sorprendió a todos; cómo era posible que esa escena de aparente caos reflejase la paz. El monarca explicó que la paz no requiere de un entorno perfecto; se puede hallar armonía en medio de la turbulencia, tal como lo demostraba el ave en su nido.

Esta historia se asemeja a la práctica de la meditación. Muchos argumentan no poder meditar porque les es imposible vaciar su mente. Sin embargo, en mi experiencia, meditar no implica anular los pensamientos, sino más bien dirigirlos conscientemente. Al igual que el pajarillo en la tormenta, se puede estar en un estado de alineación interna, donde los ruidos externos no distraen. Meditar es tomar consciencia de la respiración, aceptarse tal cual uno es, permitiéndose simplemente ser, sin prisa ni estrés, soltando las preocupaciones para alcanzar un estado de plenitud.

Comienza cerrando los ojos y respira profundamente. Inhala por la nariz, llenando el estómago de aire, y exhala lentamente por la boca. Haz que cada respiración sea reflexiva, percibiendo cómo el aire frío entra por la nariz y sale cálido por la boca. Relaja el cuerpo con cada exhalación, déjate llevar, confiando plenamente en que todo estará bien. Toma conciencia de cada parte de tu cuerpo y siente tu energía. Elimina los pensamientos negativos con cada respiración, dejando que el universo infinito se encargue de ellos. Visualiza tu cerebro organizando tus deseos como si ya estuvieran resueltos. Imagina la nueva vida que deseas como si ya la hubieras logrado: salud, trabajo deseado, viajes soñados. Cualquier cosa es posible. Una vez definido tu deseo, suéltalo al universo de potenciales y confía en que será atendido por Dios o el universo.

La meditación activa el cerebro, permitiéndole crear nuevas conexiones. Imaginar tu sanación y visualizar tu cerebro enviando órdenes de regeneración a tus células puede potenciar el funcionamiento de tu organismo. Meditar no implica únicamente adoptar la postura de un monje budista; existen diversas maneras de meditar, como escuchar música, bailar para que la energía fluya, visualizar energía universal que te envuelve, pintar para expresar tus sentimientos, tocar un instrumento o cantar en armonía. Lo esencial es reconocer y aceptar tus sentimientos en el momento.

Para simplemente disfrutar de la plenitud, busca un lugar cómodo, cierra los ojos y respira hasta relajarte completamente. Imagina un lugar que te haga feliz, como una playa, un bosque o un jardín, y sumérgete en esa visión, disfrutando de la tranquilidad sin interrupciones. También puedes visualizar una luz dorada que desciende sobre ti, llenándote de energía y amor. Este momento es personal y único; cada quien elige su forma de meditar, lo importante es vivir plenamente el presente en cada pensamiento.

Ser consciente, meditar, crecer espiritualmente o vivir el

presente **no solo nos enseña a sanar el cuerpo**; somos seres humanos en tránsito, y nuestro cuerpo está en constante movimiento. Nunca somos los mismos: cada segundo, nuestras células cambian, y sabemos que, así como tuvimos un nacimiento, tendremos una muerte.

Despertar la conciencia y asumir la responsabilidad sobre nuestras emociones y traumas también nos ayuda a morir bien, a cumplir con un propósito, y a que, cuando nos toque trascender a otro plano, lo hagamos felices de haber hecho lo que debíamos para estar en paz.

En todas las ideologías, hay un común denominador: siempre nos enseñan a ser mejores personas y a crecer. Algunas lo hacen de una manera, otras de otra, dependiendo de cómo interpretan las escrituras dejadas por los maestros. Algunos con miedo, otros con sacrificio, pero en todos, el amor es el único factor que debemos cumplir. Amarnos a nosotros mismos para poder amar a los demás; si no nos amamos lo suficiente, ¿cómo podremos guiar a los hijos en el amor? **Es necesario dejar de ser tan crueles con nosotros mismos, perdonarnos y dejar de juzgarnos.** Aprendamos a darnos amor, a abrazarnos, a decirnos lo importantes que somos y lo crucial que es nuestra presencia en este mundo. El amor es el mejor antídoto contra las enfermedades. Somos parte del universo; sé parte de él, sintiendo el todo dentro de ti, porque cada uno es parte del todo en energía.

No todos nacemos para ser iguales; hay personas cuya forma de crecer es caminando por la naturaleza, abrazando un árbol, nadando en el mar o simplemente caminando en la arena. No importa cuál sea tu forma de sentir, lo importante es reconocer el sentimiento y vivirlo, buscar ser feliz. Este mundo no es un valle de lágrimas como nos hizo creer la abuelita o algunos dirigentes religiosos. Dios nos quiere felices; no somos los conejillos de indias de un laboratorio. No somos perfectos, somos perfectibles; por eso tenemos libre albedrío. Elegimos qué camino tomar y, si lo hacemos conscientemente y nos responsabilizamos de ello, podremos salir adelante.

Personalmente, estoy en el camino del crecimiento; sé que la elección es difícil, pero confío en que es la correcta. Tal vez no todo esté claro, pero el cosmos pone en nuestro camino a las personas adecuadas para aprender de ellas. Siempre debemos recordar que hay otros que saben más, que no somos los únicos en esta vía, que otros van muy adelantados y que ayudaremos a quienes estén dispuestos a escuchar nuestras palabras. Nuestro objetivo se cumplirá el día que dejemos de vivir. Quien se quede juzgará, o al pasar el umbral de esta vida tal vez seremos juzgados por el Creador del universo; solo entonces sabremos el resultado de nuestros actos. Mientras tanto, sigamos aprendiendo, porque para eso estamos aquí.

DISIPACIÓN

¿Quién era yo antes del cáncer? Ahora que miro a lo lejos, veo una niña con trauma de abandono en un cuerpo de adulta, que sufría mucho por no pertenecer, porque sus expectativas eran demasiado altas, esperaba algo que los demás no podían darle. Solo ella, en su subconsciente, sabía lo que necesitaba. En el camino que le tocó transitar, aprendió y encontró lo que buscaba. Aprendió a no depender emocionalmente de nadie, pero también aprendió a amarse y a compartir ese amor con los demás.

Hay momentos en que surgen dudas sobre si lo que llevo puesto es realmente lo que quiero y si me irá bien. El ego me sorprende con sus preguntas y me desequilibra respecto a lo que ya he hecho, y comienzan las dudas. Luego, aplaco mis emociones estando presente, recordándome que yo elegí este camino y decido que quiero estar aquí.

Hoy, veintinueve de noviembre de 2023, ha terminado el tratamiento de anticuerpos preventivo para evitar que regrese el cáncer. **Oficialmente soy una mujer sana.** A partir de ahora, me toca la responsabilidad de cuidar este cuerpo tan maltratado por lo vivido, pero tan agradecido por tanto beneficio. Solo queda agradecer a mi médico-abogado por no dejarme sola, por buscar las pruebas para salvarme; gracias a los profesionales de la salud que se siguen preparando para que menos personas sufran de cáncer.

Gracias. Gracias. Gracias.

ESTHER ESCALANTE

TESTIMONIOS

Entendamos el cáncer

A través de las enfermedades, el cuerpo da señales de aquello que ocurre a nivel emocional. Existen personas que, de manera repetitiva, experimentan enfermedades que se manifiestan como una llamada de atención sobre aquellas situaciones que no estamos atendiendo.

Nuestro cuerpo es nuestro aliado y, cuando el ser humano enfrenta una situación inesperada y no sabe cómo responder a ella, las cargas física, emocional, psicológica y energética, que están moduladas por neurotransmisores, hormonas y sustancias químicas, responden con cambios físicos, fisiológicos y metabólicos. Estos son mecanismos de defensa que nuestro cuerpo considera útiles en ese momento.

El Dr. Ryke Geerd Hamer, un médico alemán, creó lo que

conocemos como la Nueva Medicina Germánica. Habla de cinco leyes biológicas que explican:

1. El origen o desencadenantes de las manifestaciones clínicas.

2. El proceso de las fases por las que pasan los programas de supervivencia.

3. El porqué de la respuesta del cuerpo ante las emociones.

4. El rol específico de cada microorganismo en nuestro cuerpo.

5. Establece que cada enfermedad es parte de una respuesta adaptativa.

Según el *Diccionario de las Dolencias y Enfermedades* de Jacques Martel, el cáncer está principalmente ligado a emociones inhibidas, profundo resentimiento, a veces muy antiguo, relacionado con algo o una situación que perturba en el presente porque nunca se atrevió a expresar sentimientos profundos. Habitualmente, es el resultado de varios años de conflicto interior, culpabilidad, heridas, penas, rencor, odio, confusión y tensión.

JAZMÍN CASAS ROBLES
Tanatóloga

El cáncer es un nuevo comienzo

Cuando me diagnosticaron cáncer de mama, lo primero que pensé fue: "No me rendiré". Me convencí que no iba a dejarme caer y comencé a investigar todo aquello que debía hacer. Luego, inicié mi camino hacia la recuperación. A partir de ese diagnóstico, mi vida cambió. Seguí todas las indicaciones del oncólogo para superar ese proceso en el que me encontraba.

La vida se ha tornado muy diferente desde entonces; ahora, lo simple es lo más hermoso. Todo es bello, valoro mi vida y mi tiempo, me cuido y me atiendo. Todo lo hago de manera consciente y apoyo a otros cuando me lo solicitan.

Antes, mi mundo consistía en servir a los demás sin atenderme a mí primero, y mucho menos amarme. Desde entonces, mi vida dio un giro inmenso e inesperado. Después de tres años en ese proceso de cáncer, llegó mi jubilación, lo que apoyó aún más mi decisión de hacer todo por mí.

NOEMÍ CASTAÑEDA
Sobreviviente de cáncer de mama

Coraje y Convicción

Enfermé de cáncer de mama en 2018. Se realizaron varios estudios tanto en instituciones públicas como privadas, ya que inicialmente no creí tener cáncer y opté por repetir los análisis en laboratorios privados.

Cuando recibí la noticia, fue como si el piso donde estaba de pie se abriera y me tragara. Todo en mi vida parecía derrumbarse; mi esposo e hija estaban conmigo, y al ver su mirada de angustia, mi corazón se partió. Los miré tan afligidos que en el acto les dije que todo iba a estar bien con la voluntad de Dios. Luego, pregunté al doctor: "¿Qué hay que hacer?".

En esos momentos tan difíciles la mente está trabajando al máximo para buscar soluciones. Gracias a Dios, uno de mis hermanos trabajaba en el Seguro Social y conocía a un excelente oncólogo; nos puso en contacto y él realizó la operación. Gracias a que todo se detectó a tiempo, puedo contar mi historia.

Tener cáncer ha sido la experiencia más desafiante de mi vida. Me sometí a quimioterapias, que son tratamientos con un medicamento muy fuerte. Primero, me aplicaron tres dosis de un líquido rojo, pero cuando comenzaron con el líquido blanco, temí no poder soportarlo. Hubo días en que creí morir; mis venas se alteraban, se rompían, y muchas veces era difícil encontrarlas. Después de cada sesión, me quedaba sin aire, la vista se me nublaba y me sentía extremadamente cansada y agotada.

Muchas veces, sentía que perdía la fe y la esperanza de vivir. Las radioterapias fueron también tremendamente duras. Me sometieron a treinta y seis sesiones de radiación, y en cada una, sentía cómo la vida se me escapaba; agradezco a Dios por darme la fortaleza para continuar y poder compartir mi experiencia.

Este episodio tan desafiante transformó mi vida. Comencé a valorarme y a quererme más. Mi familia también me valoró y me demostró el cariño.

Después de la cirugía, a menudo me sentía incompleta por la ausencia de un seno, como si estuviera mutilada. Sin embargo, conté con el apoyo invaluable de diversas instituciones, que me ayudaron a obtener una prótesis. Antes de eso, yo no contaba con los fondos, por eso me formaba el seno con algodón para sentirme bien frente al espejo. Pero, gracias a esas instituciones que se encargan de dar ayuda psicológica y enseñarle a una que por no tener senos no dejamos de ser mujeres, pude salir adelante.

Hoy en día continúo con el tratamiento preventivo, el cual es algo fuerte y me provoca dolor de huesos, pero no importa si con eso estaré bien. Este medicamento se prescribe por cinco o diez años, dependiendo de cómo me sienta y de cómo salgan los estudios.

Estoy profundamente agradecida por el apoyo de mi familia, amigos, mis nietas, y sobre todo, agradecida con Dios, pues es Él quien nos da la vida. Mientras Él lo permita, sé que estaré bien.

CANDELARIA RANGEL SÁNCHEZ
Sobreviviente de cáncer de mama

CONTACTO

+52 1 492 212 7735

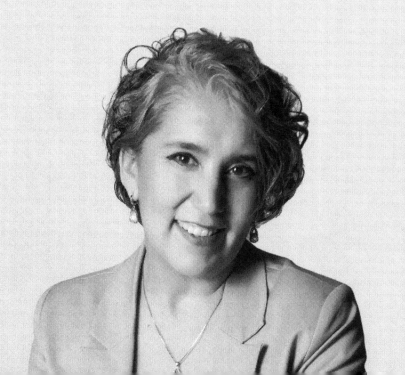

ESTHER ESCALANTE

BIO

ACERCA DEL AUTOR

Es diplomada de Programación Neurolingüística (PNL), instructora de meditación, conferencista y autora, con un enfoque humano y transformador.

Esther no solo ostenta diplomas en Programación Neurolingüística y Desarrollo Humano, sino que ha integrado técnicas de PNL con estrategias prácticas de vida. Su enfoque, nacido de su propia victoria contra el cáncer, ofrece un camino profundamente personal hacia la meditación y el bienestar. Esta experiencia vital le ha otorgado una perspectiva única y empática la cual ahora transmite a sus lectores.

Originaria de Sombrerete, Zacatecas, Esther se crio en un ambiente que fomentó su temprano interés por el entendimiento humano y la introspección. Esta pasión inicial la llevó a profundizar en la meditación, convirtiéndose en el núcleo de su metodología.

A través de esta práctica, encontró un alivio radical a sus padecimientos, así como la pasión por compartir estas técnicas con quienes buscan mejorar su calidad de vida. Su anhelo es guiar a otros hacia la paz y el bienestar que ella ha encontrado.

Además de su vocación, Esther se deleita en la lectura, los viajes, el juego del cachibol y por supuesto, en la meditación diaria.

FELICIDADES POR LLEGAR HASTA AQUÍ

Querido lector,

Este libro fue escrito con todo mi cariño pensando en ti.

Te invito ahora a visitar mi página en Amazon, donde muy seguido reviso y valoro cada uno de los comentarios.

Comparte por favor tu opinión sincera sobre esta obra. Tu comentario ayudará a otros lectores a elegir cómo invertir su tiempo y recursos.

Te pido solo dos cosas:

1. Cuéntanos cómo te impactó este libro.
2. Haz que tu comentario sea práctico y útil para otros lectores.

Si disfrutaste *Meditación Diaria: Una Alternativa Contra El Cáncer*, y deseas compartir tus impresiones, déjame tu comentario y calificación en la página de Amazon.

Solo búscalo por mi nombre o el título del libro.

Te espero.
¡Gracias!

ESTHER ESCALANTE

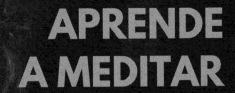

APRENDE
A MEDITAR

Ayudo a Encontrar
Paz y Bienestar

Beneficios

Reducir el Estrés
Aumentar la Autoconciencia
Mejorar la Concentración
Y Mucho Más...

Contáctame

+52 492-212-7735
estherescalanteg@hotmail.com

CONFERENCIA
MEDITACIÓN
PARA TODOS

Descubre los beneficios de la meditación con Esther Escalante, quien compartirá técnicas prácticas para transformar tu vida al máximo potencial.

- ¿Por qué es importante meditar?
- ¿Cuáles son los beneficios?
- ¿Qué pruebas científicas hay?
- ¿Cualquiera puede meditar?
- ¿Está conectada a alguna religión?
- Y mucho más...

LLEVA ESTA CONFERENCIA A TU CIUDAD

+52 492-212-7735

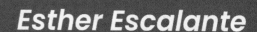

Esther Escalante

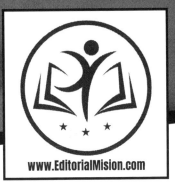

Made in the USA
Middletown, DE
30 August 2024

60034634R00104